Handbook of Oral Health Guidance

新 歯科保健指導ハンドブック

ライフコースに沿った歯・口腔の健康づくりの展開にむけて

監修 公益社団法人 日本歯科衛生士会
編集 小方賴昌　三浦宏子　吉田直美

医歯薬出版株式会社

●監　修

公益社団法人 日本歯科衛生士会

●編　集

小方　賴昌	日本大学松戸歯学部教授
三浦　宏子	北海道医療大学歯学部教授
吉田　直美	日本歯科衛生士会会長，東京科学大学大学院教授

●執　筆（執筆順）

三浦　宏子	北海道医療大学歯学部教授
森川　和政	九州歯科大学教授
川戸　貴行	日本大学歯学部教授
犬飼　順子	愛知学院大学短期大学部教授
久野　彰子	日本医科大学付属病院口腔科（周術期）部長
小方　賴昌	日本大学松戸歯学部教授
吉田　直美	日本歯科衛生士会会長，東京科学大学大学院教授
田野　ルミ	国立保健医療科学院上席主任研究官
渡邊　裕	北海道大学大学院准教授
末永　智美	北海道歯科衛生士会会長，北海道医療大学在宅歯科診療所
田村　文誉	日本歯科大学附属病院口腔リハビリテーション科教授
水上　美樹	日本歯科大学口腔リハビリテーション多摩クリニック
山田　裕之	日本歯科大学口腔リハビリテーション多摩クリニック講師
植田耕一郎	日本大学歯学部特任教授
阿部　仁子	日本大学歯学部准教授
中山　渕利	日本大学歯学部准教授
酒井　真悠	日本大学歯学部助教
弘中　祥司	昭和大学歯学部教授
森崎市治郎	梅花女子大学教授
戸原　玄	東京科学大学大学院教授
村田　志乃	悠翔会在宅クリニック歯科診療部
中根　綾子	JCHO 東京新宿メディカルセンター歯科・歯科口腔外科部長
松原ちあき	静岡県立大学短期大学部講師
福田　英輝	国立保健医療科学院統括研究官

序　文

　本書『新歯科保健指導ハンドブック−ライフコースに沿った歯・口腔の健康づくりの展開にむけて−』を手に取っていただき，誠にありがとうございます．

　2011年8月に「歯科口腔保健の推進に関する基本的事項（第一次）」（基本的事項）が策定され，大臣告示されたことを受け，本書の前書となる「歯科口腔保健の推進に向けて−ライフステージに応じた歯科保健指導ハンドブック」が企画され，2014年に発行されています．この基本的事項（第一次）により，2013年度から2023年度までの間にさまざまな歯科口腔保健施策が実施されました．それらの評価を踏まえ，2023年度に「歯科口腔保健の推進に関する基本的事項」（第二次）が策定され，2024年度から新たに展開が始まっています．基本的事項（第二次）は，国民にわかりやすいように「歯・口腔の健康づくりプラン」と呼ばれるようになりました．これにより，歯・口腔の健康づくりに対する社会的な関心が一層高まっていくと考えられます．私たち歯科衛生士による歯科保健指導も，より効果的で包括的なアプローチが求められています．

　本書は，この新たな展開に向けて，前書の内容を踏まえて企画されました．その最大の特徴は，ライフコースに沿った歯・口腔の健康づくりをテーマにしている点です．歯科保健指導に関する最新の知見と実践的な指導方法を取り入れ，各ライフステージにおける健康維持のための具体的な指導方法や予防策についても詳述しています．

　すべての歯科衛生士にとって，国の歯科口腔保健の目標や計画を踏まえ，胎生期から終末期までの個人のライフコースに沿った適切で効果的な歯科保健指導を実施することはとても重要なことです．必要な知識や技能を習得するための身近なハンドブックとして使えるように構成された本書が，歯科保健指導に携わる皆様の日々の業務において，少しでもお役に立てることを心より願っております．そして，歯・口腔の健康づくりが一層推進され，国民全体の健康増進に寄与することを期待しています．

　最後に，本書の執筆にご尽力いただいた先生方をはじめ，医歯薬出版株式会社の皆様に厚く御礼を申し上げます．

2024年9月

公益社団法人日本歯科衛生士会
会長　吉田直美

新歯科保健指導ハンドブック
ライフコースに沿った歯・口腔の健康づくりの展開にむけて

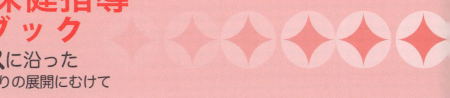

序章　歯科口腔保健の推進に向けて（三浦宏子）────── 1
 1　はじめに ─────────────────────────── 1
 2　歯科口腔保健法の制定とその背景 ──────────── 1
  1．背景　1　　2．構成と特色　2
 3　歯科口腔保健の推進に関する基本的事項（第一次）の最終評価と今後の課題 ── 3
 4　歯科口腔保健の推進に関する基本的事項（第二次）の枠組みと方針 ── 5
  1．枠組み　5　　2．基本的な方針　6
 column　ライフコースアプローチ　6
 column　ロジックモデル　7
 5　関連施策との有機的連携──とくに健康日本21（第三次）との連動 ── 11
 6　歯科衛生士が行うライフコースに沿った歯科保健指導と歯科口腔保健法 ── 11

◆ Ⅰ編　歯科疾患の予防における歯科保健指導

1章　乳幼児期（森川和政）─────────────────── 14
 1　乳幼児期の歯・口腔の特徴とよくみられる歯科疾患 ──── 14
  1．乳幼児期の歯・口腔の特徴　14　　2．乳幼児期によくみられる歯科疾患　18
 2　健全な歯・顎骨の成長・育成を図る ──────────── 20
  1．歯の発育と栄養摂取（食事）　20　　2．歯口清掃の指導　24　　3．う蝕予防法　26

2章　少年期 ──────────────────────────── 29
 1　少年期の歯・口腔の特徴とよくみられる歯科疾患（川戸貴行）── 29
  1．少年期の歯・口腔の特徴　29　　2．少年期によくみられる歯科疾患　31
  3．歯・口腔の外傷　35
 2　生きる力をはぐくむ歯・口腔の健康づくり（犬飼順子）──── 37
  1．歯・口腔の発達と食生活　37　　2．歯・口腔の機能に関わる疾患の予防・対策　40

3章　妊産婦期（久野彰子）─────────────────── 53
 1　妊産婦期の歯・口腔の特徴とよくみられる歯科疾患 ──── 53
  1．妊娠期と歯周病　53　　2．妊娠性エプーリス　56　　3．妊娠期とう蝕の増加　56
 2　母体栄養および胎児発育のための食生活 ──────── 57
  1．歯の形成に必要な栄養素　57　　2．カフェイン，飲酒，喫煙のリスク　58
 3　口腔の特徴と状況に応じた口腔清掃法 ────────── 59
  1．つわり時の洗口液やガムの活用　59　　2．歯ブラシの選択　60
  3．補助清掃用具の活用　60　　4．プロフェッショナルケア　60

v

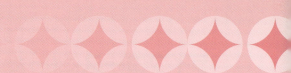

4章　青年期・壮年期 — 62

1　青年期・壮年期の歯・口腔の特徴とよくみられる歯科疾患　（小方頼昌） — 62
1. 青年期・壮年期のう蝕と歯周病　62　　2. 生活習慣病による影響　63
3. 歯周病のリスクファクター　64　　4. 歯周炎の新分類　65
5. ライフステージにおける歯科健診制度　67

2　青年期・壮年期のセルフケア支援　（吉田直美） — 67
1. 口腔健康状態とブラッシングの状況　67
2. セルフケアのための口腔清掃用具の種類と適応　68　　3. 歯磨剤の種類と適応　78
4. 洗口液　79　　5. デンタルガムの成分と利用方法　79
6. 口腔清掃用具の使い方　80

3　歯科での禁煙支援　（田野ルミ） — 84
1. コモンリスクファクターアプローチに基づくたばこ対策　84　　2. 喫煙と歯周病　85
3. 日本人の喫煙習慣　85　　4. 歯科における禁煙支援の実践　86

5章　中年期・高齢期　（渡邊　裕・末永智美） — 92

1　中年期・高齢期の歯・口腔の特徴とよくみられる歯科疾患 — 92
1. 中年期・高齢期の歯・口腔の特徴　92
2. 中年期・高齢期によくみられる歯科疾患の病態や発生機序　94
3. 中年期・高齢期に特徴的な全身状態　99

2　中年期・高齢期の歯科保健指導 — 101
1. 歯の喪失を予防する歯科保健指導　101　　2. 食事指導　103

◆ II編　生活の質の向上に向けた口腔機能の獲得・維持・向上における歯科保健指導

1章　乳幼児期および少年期　（田村文誉・水上美樹・山田裕之） — 108

1　口腔機能の獲得に影響を及ぼす習癖 — 108
1. 吸指癖　108　　2. 咬唇癖（吸唇癖）　109　　3. 咬爪癖　110　　4. 異常嚥下癖　111
5. 舌突出癖　112　　6. 口呼吸　112　　7. 歯ぎしり（ブラキシズム）　113

2　口腔機能に関わる疾患や症状とその対応・指導 — 114
1. 摂食機能障害（摂食嚥下障害）　114
2. 口腔機能の発達を促す歯科保健指導と食育支援　116　　3. 口腔機能発達不全症　118

2章　中年期および高齢期　（植田耕一郎・阿部仁子・中山渕利・酒井真悠） — 122

1　咀嚼機能の維持・向上の重要性 — 122
1. 咀嚼機能と栄養摂取状態　122　　2. 咀嚼機能と全身の運動機能　125
3. 全身疾患と歯科保健指導　127

2　誤嚥性肺炎の予防 — 131
1. 我が国における誤嚥性肺炎　131　　2. 誤嚥性肺炎の原因　133
3. 誤嚥性肺炎の症状　133　　4. 誤嚥性肺炎の予防　133

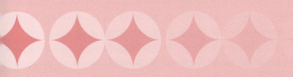

 3　食事支援 —————————————————————————— 138
  1．中年期―社会生活における食習慣や生活習慣の課題に応じた継続的な食事指導・支援　138
  2．高齢期―口腔機能の維持と誤嚥・窒息の防止をはじめとする安全性に配慮した食べ方・栄養の指導　138

◆Ⅲ編　定期的な歯科検診または歯科医療を受けることが困難な者に対する歯科保健指導

1章　障害児・障害者　（弘中祥司・森崎市治郎）——————— 142
 1　障害のある人のライフコースと歯科口腔保健 ————————— 142
 2　障害児・者の口腔の特徴 ———————————————— 142
  1．障害児・者によくみられる口腔疾患と特徴　142
  2．障害児・者にみられる口腔機能の障害　144
 column　障害者差別解消法と障害者権利条約　144
 3　家族・介護者への口腔ケア指導 ————————————— 145
  1．歯科保健指導の前に必要な情報の収集と共有　145
  2．障害の受容とラポールの形成　145
 4　多職種や地域との取り組み ——————————————— 146
  1．定期的な歯科検診　146　　2．プロフェッショナルケア　147
  3．摂食嚥下リハビリテーション　147
 5　集団と個人，スペシャルニーズと個別化対応 ———————— 148
  1．集団が対象の歯科保健指導と個人が対象の歯科保健指導　148
  2．歯科保健指導から歯科診療への連携　149
 column　医療的ケア児　148

2章　要介護高齢者　（戸原　玄・村田志乃・中根綾子・松原ちあき）——— 150
 1　口腔感染の予防と口腔健康管理 ————————————— 150
  1．口腔清掃　151　　2．義歯の清掃　153　　3．認知機能の低下と口腔清掃　154
 2　口腔状態とQOLとの関わり ——————————————— 155
 3　家族・介護者への口腔ケア指導 ————————————— 156
 4　多職種や地域での取り組み ——————————————— 156
  1．定期的な歯科検診　156　　2．プロフェッショナルケア　160
  3．摂食嚥下リハビリテーション　160　　4．周術期口腔機能管理　161
  5．終末期への対応　162
 column　EAT-10　158
 column　Trans-disciplinary team approach とは　161

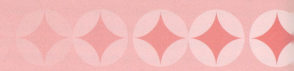

終章　歯科口腔保健を推進するための社会的環境の整備と歯科衛生士との関わり
　　　　　　　　　　　　　　　　　　　　　　　　　　　　　　　　　　（福田英輝）**165**

1　個人の歯科口腔保健を支える組織的な予防活動 ─────────────── **165**
2　歯科口腔保健の推進に関する基本的事項（第二次）における社会環境の整備 ─── **165**
　1．誰一人取り残さないユニバーサルな歯科口腔保健を実現するための基盤の整備　**167**
　2．歯科口腔保健を通じた医療への橋渡し　**167**
　3．様々なサービス等との有機的な連携　**168**
3　地域歯科保健活動における歯科衛生士の役割 ──────────────── **169**

索引 ──────────────────────────────────── **171**

序章 歯科口腔保健の推進に向けて

❶ はじめに

　2011年8月に制定された「歯科口腔保健の推進に関する法律（歯科口腔保健法）」によって，我が国の歯科口腔保健施策は大きく前進した．歯科口腔保健法は，地域歯科保健対策を行ううえでの羅針盤となるものであり，今後の歯科衛生士の業務とも密接な関連性を有する．地域での健康づくりに歯・口腔の健康は不可欠な要素であることを示す根拠法が歯科口腔保健法である[1]．

　我が国では高齢化の進展に伴い，歯科疾患の予防だけでなく，高齢期の口腔機能の維持・向上を包含した全ライフステージに対応できる歯科口腔保健サービス提供体制の構築が図られてきた[2]．その代表的な国の施策として「歯科口腔保健の推進に関する法律に基づく基本的事項（第一次）」と「健康日本21（第二次）」があげられる．後者の「健康日本21（第二次）」は健康づくり施策全般の基盤をなすものであり，「歯・口腔の健康」に関する目標も包含されている．両施策とも2013年度から2023年度まで実施され，各ライフステージの特性を踏まえた歯・口腔の健康づくりに関する目標値を達成すべく，関連諸施策が実施された[3, 4]．また，具体的な数値目標値を置くことによって，施策の効果検証も容易となり，歯科保健施策の効果を可視化できるようになった．

　2024年度から2035年度まで実施される新しい「歯科口腔保健の推進に関する基本的事項（第二次）」は，国民への周知をより図るために「歯・口腔の健康づくりプラン」と呼称されることになった．これまでと同様に，健康日本21（第三次）と調和できるように工夫される一方，ストラクチャー評価やアウトプット評価に基づく目標項目が大きく増加するなど，新たな特色も提示されている．

　本章では，歯科口腔保健の推進の基盤となる法体制や歯科口腔保健法に基づく基本的事項（第一次）がもたらした成果を示すと共に，2024年度から展開される基本的事項（第二次）の枠組みと特徴について解説する．また，歯科口腔保健に関する基本的事項による歯科保健対策と今後の歯科衛生士の業務との関連性についても言及する．

❷ 歯科口腔保健法の制定とその背景

1. 背景

　1989年より展開されている8020運動（はちまるにいまるうんどう）は，厚生省（当

時）と日本歯科医師会が提唱した国民運動であり，多くの国民に認知されるようになった．その後，2011 年に歯科口腔保健法が制定され，ライフステージだけでなく，障害者児や要介護高齢者などの配慮を要する方々への歯科口腔保健サービスについても重視されるようになった．

2. 構成と特色

歯科口腔保健法は基本法的な要素が強い法律であり，17 条文中に歯科保健に関する理念や方針が定められている（図 1）．第 1 条では，口腔の保健の保持が国民保健の向上に寄与することが明記された．第 2 条で規定されている基本理念では，重症化予防の観点から二次予防（早期発見・早期治療）の促進を図る点や，乳幼児期から高齢期に至るまでのライフステージの特性を踏まえた対策の必要性および歯科以外の関連分野との連携の重要性が記載されている．第 3 条では，国や地方公共団体以外にも歯科医師・歯科衛生士などの歯科専門職，国民の健康の保持増進のために必要な事業を行う者，および国民に責務があることを明記しており，すべてのステークホルダーが等しく責任をもって歯科口腔保健対策を進めることが示されている．

歯科口腔保健法で取り組む主要な歯科口腔保健対策は，「歯科口腔保健に関する知識等の普及啓発等」（第 7 条），「定期的に歯科検診を受けること等の勧奨・施策」（第 8 条），「障害者等が定期的に歯科検診を受けること等のための施策等」（第 9 条），「歯科疾患の予防のための措置等」（第 10 条），「口腔の健康に関する調査および研究の推進等」（第 11 条）の 5 つに大別される．これらの基本理念や主要施策から明らかなように，歯科口腔保健法では，定期的な歯科検診の受診を歯科口腔保健の推進のための基盤的な方策として位置づけている．歯科検診を活用することにより歯科疾患や口腔機能低下のリスクを早期に発見することは，超高齢社会における歯科口腔保健の推進に大きな意義を有し，重症化予防にも役立つ．さらに，障害者児や要介護高齢者などに対する定期歯科検診の実施を初めて法的に規定したことによって，障害者児や要介護高齢者を含むすべての国民に対して歯科口腔保健施策を推進する社会的意義が明確になった．

また，口腔保健支援センターを地域での歯科口腔保健対策の推進拠点と位置づけ，都道府県，保健所設置市と特別区におくことを努力義務としている（第 15 条）．口腔保健支援センターは，地域歯科口腔保健活動の情報発信や研修の実施などについて中核的な役割を果たすことが期待されている．

一方，国の具体的な方針・目標・計画などについては，法律本体での詳細な記載はなく，第 12 条の規定に基づき，「歯科口腔保健の推進に関する基本的事項」を別途定める二段階方式をとっている．すなわち，この「基本的事項」は歯科口腔保健法の理念の下に展開される実際の実施プランであり，歯科衛生士は，その推進役の一翼を担うものである．

序章　歯科口腔保健の推進に向けて

目　的

・口腔の健康は，国民が健康で質の高い生活を営むうえで基礎的・重要な役割
・国民の日常における歯科疾患の予防に向けた取り組みが口腔の健康の保持に有効

歯科疾患の予防等による口腔の健康の保持（以下「歯科口腔保健」）の推進に関する施策を総合的に推進し，国民保健の向上に寄与する

基本理念

①国民が，生涯にわたって日常生活において歯科疾患の予防に向けた取り組みを行うと共に，歯科疾患を早期に発見し，早期に治療を受けることを促進
②幼児期から高齢期までのそれぞれの時期における口腔とその機能の状態および歯科疾患の特性に応じて，適切かつ効果的に歯科口腔保健を推進
③保健，医療，社会福祉，労働衛生，教育その他の関連施策の有機的な連携を図りつつ，その関係者の協力を得て，総合的に歯科口腔保健を推進

責　務

①国および地方公共団体，②歯科医師等※，③国民の健康の保持増進のために必要な事業を行う者，④国民について，責務を規定

（※歯科医師，歯科衛生士，歯科技工士その他の歯科医療または保健指導に関わる業務に従事する者）

歯科口腔保健の推進に関する施策

①歯科口腔保健に関する知識等の普及啓発等
②定期的に歯科検診を受けること等の勧奨・施策
③障害者等が定期的に歯科検診を受けること等のための施策等
④歯科疾患の予防のための措置等
⑤口腔の健康に関する調査および研究の推進等

実施体制

基本的事項の策定等

国：施策の総合的な実施のための方針，目標，計画その他の基本的事項を策定・公表

都道府県：基本的事項の策定の努力義務

口腔保健支援センター

都道府県，保健所を設置する市および特別区が設置（任意設置）
※口腔保健支援センターは，歯科医療等業務に従事する者に対する情報の提供，研修の実施等の支援を行う

図1　歯科口腔保健の推進に関する法律（歯科口腔保健法）の概要

（厚生労働省ホームページ：歯科口腔保健の推進に関する法律参考資料より）

❸ 歯科口腔保健の推進に関する基本的事項（第一次）の最終評価と今後の課題

　歯科口腔保健の推進に関する基本的事項（第一次）の最終評価状況を表1に記す．新型コロナウイルス感染拡大によって，令和3年に予定されていた歯科疾患実態調査が令和4年に延期になったため，評価困難となった目標が全体の5割弱を占めた．その一方

表1　歯科口腔保健の推進に関する基本的事項（第一次）最終評価一覧

> ▨：「健康日本21（第二次）」と重複しているもの

具体的指標	策定時のベースライン値	目標値	目標値（変更後）	最終評価（直近値）	評価
1．歯科疾患の予防における目標					
（1）乳幼児期					
①3歳児でう蝕のない者の割合の増加	77.1%	90%		88.1%	B
（2）学齢期					
①12歳児でう蝕のない者の割合の増加	54.6%	65%		68.2%	A
②中学生・高校生における歯肉に炎症所見を有する者の割合の減少	25.1%	20%		—	E
（3）成人期（妊産婦である期間を含む．）					
①20歳代における歯肉に炎症所見を有する者の割合の減少	31.7%	25%		21.1%	A
②40歳代における進行した歯周炎を有する者の割合の減少	37.3%	25%		—	E
③40歳の未処置歯を有する者の割合の減少	40.3%	10%		—	E
④40歳で喪失歯のない者の割合の増加	54.1%	75%		—	E（参考指標：C）
（4）高齢期					
①60歳の未処置歯を有する者の割合の減少	37.6%	10%		—	E
②60歳代における進行した歯周炎を有する者の割合の減少	54.7%	45%		—	E
③60歳で24歯以上の自分の歯を有する者の割合の増加	60.2%	70%	80%	—	E（参考指標：B）
④80歳で20歯以上の自分の歯を有する者の割合の増加	25.0%	50%	60%	—	E（参考指標：B）
2．生活の質の向上に向けた口腔機能の維持・向上における目標					
（1）乳幼児期及び学齢期					
①3歳児で不正咬合等が認められる者の割合の減少	12.3%	10%		14.0%	D
（2）成人期及び高齢期					
①60歳代における咀嚼良好者の割合の増加	73.4%	80%		71.5%	C
3．定期的に歯科検診又は歯科医療を受けることが困難な者に対する歯科口腔保健における目標					
（1）障害者・障害児					
①障害者支援施設及び障害児入所施設での定期的な歯科検診実施率の増加	66.9%	90%		77.9%	B
（2）要介護高齢者					
①介護老人福祉施設及び介護老人保健施設での定期的な歯科検診実施率の増加	19.2%	50%		33.4%	B
4．歯科口腔保健を推進するために必要な社会環境の整備における目標					
①過去1年間に歯科検診を受診した者の割合の増加	34.1%	65%		—	E
②3歳児でう蝕がない者の割合が80%以上である都道府県の増加	6都道府県	23都道府県	47都道府県	45都道府県	B
③12歳児の一人平均う歯数が1.0歯未満である都道府県の増加	7都道府県	28都道府県	47都道府県	37都道府県	B
④歯科口腔保健の推進に関する条例を制定している都道府県の増加	26都道府県	36都道府県	47都道府県	46都道府県	B

A：目標値に達した，B：改善傾向にある，C：変わらない，D：悪化している，E：評価困難

で，目標値に達した指標が1割，改善傾向にあった指標も3割程度あった．目標値に達したのは「12歳児でう蝕のない者の割合の増加」，「20歳代における歯肉に炎症所見を有する者の割合の減少」の2項目であった．

　全体の傾向としては，子どものう蝕の減少，高齢者の歯数の増加等の口腔保健状態の改善や，障害者児や要介護高齢者等の歯科口腔保健サービスへのアクセス困難者への定期的

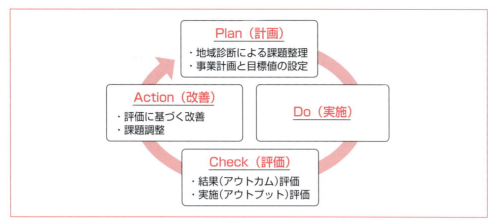

図2 保健事業推進のためのPDCAサイクル

な歯科検診の実施状況等が改善した．他方で口腔機能に関連する目標項目は改善されていなかった．また，最終評価において，地域歯科保健活動におけるPDCA（Plan：計画，Do：実施，Check：評価，Action：改善）サイクルの推進（図2）が不十分であり，実施体制についても今後の検討課題であることが指摘された．

4 歯科口腔保健の推進に関する基本的事項（第二次）の枠組みと方針

1. 枠組み

歯科口腔保健の推進に関する基本的事項（第一次）の最終評価を基に，第二次プランでの目的を「全ての国民にとって健康で質の高い生活を営む基盤となる歯科口腔保健の実現」とした．そのための2本柱として，①個人のライフコースに沿った歯・口腔の健康づくりを展開できる社会環境の整備，②より実効性をもつ取組を推進するために適切なPDCAサイクルの実施を掲げている．PDCAサイクルに則り，地域のニーズを捉えた計画策定（地域診断に基づく計画策定）と実施，活動によって得られた結果の評価，その評価に基づく改善という正の循環を起こすことによって，地域での歯科口腔保健活動を円滑に実施することが促進される．2029年度には中間評価が実施され，計画の進捗状況を評価したうえで，さらなる改善を図るための方策を検討する予定である．

図3に基本的事項（第二次）を推進するためのグランドデザインを示す．3つの階層（①健康寿命の延伸・健康格差の縮小，②健康で質の高い生活のための歯科口腔保健の実現と歯・口腔に関する健康格差の縮小，③歯科口腔保健の推進のための社会環境の整備）に分かれており，さらにライフコースアプローチ（column参照）を踏まえた歯・口腔の健康づくりを行うことが求められている．

これらの計画を効率的に進めるためには，ロジックモデル（column参照）を策定し，目的を達成させるための論理的なつながりを明示することが効果的である．基本的事項（第二次）でもロジックモデルを用いて，計画づくりや目標項目の抽出に役立てた（図4）．

2. 基本的な方針

歯科口腔保健の推進に関する基本的事項（第二次）の5つの基本的な方針を以下に記す．ライフコースアプローチ（column参照）による対策を進めることから，対象となる年代が幅広い目標指標がいくつか設定されており，目標値には年齢調整値を用いる等の工夫が施されている．詳細な目標項目一覧は表2に示す．

1）歯・口腔に関する健康格差の縮小

近年のいくつかの研究において，地域歯科保健レベルの向上を図るためには，個人の生活習慣・保健行動の改善だけでは困難なことが多く，地域での社会環境の整備が大きな役割を果たすことが明らかになっている[5, 6]．図5には，12歳児のう蝕有病率の地域格差

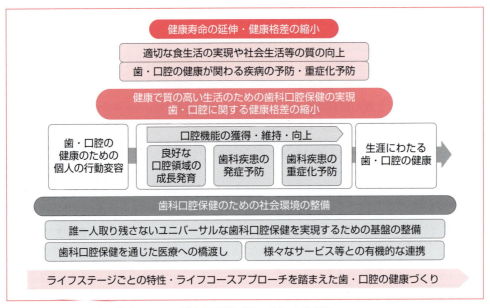

図3　歯科口腔保健の推進に関する基本的事項（第二次）の枠組み

--- column ---

ライフコースアプローチ

人が生まれてから老年に至るまでのさまざまなライフステージにおいて，健康や病気がどのように進展するかを理解し，予防や健康増進に取り組む考え方がライフコースアプローチです．私たちを取り巻く社会はさらに多様化すると共に，人生100年時代の到来も現実性を増しています．ライフコースアプローチの実施には，個人の健康だけでなく，社会的決定要因が健康に与える影響も考慮する必要があります．胎児期から高齢期に至るまで人の生涯を経時的にとらえたライフコースアプローチに基づく健康づくりは，今後の歯科口腔保健対策に必須のものです．ライフコースアプローチを取り入れることで，歯科衛生士は患者一人ひとりのニーズに応じた個別のプランを立て，一生涯にわたる口腔の健康維持に貢献することができます．

の状況を示す．最もう蝕有病率が高い県と最も低い県を比較すると，その差は25％以上となる．今後の歯科保健対策では，各地域の特性を把握したうえで地域のニーズに見合った施策を実施することが求められる．

　基本的事項（第一次）からの継続課題である歯・口腔の健康格差関連する指標は「3歳児で4本以上のう蝕のある歯を有する者の割合」「12歳児でう蝕のない者の割合が90％以上の都道府県」「40歳以上における自分の歯が19歯以下の者の割合（年齢調整値）」である．乳幼児期の多数歯う蝕，12歳児のう蝕有病状況の地域格差，ライフコースアプローチの観点から40歳以上の歯の喪失状況を年齢調整で把握するといった3つの指標を置き，複合的に歯・口腔の健康格差を把握することとした．

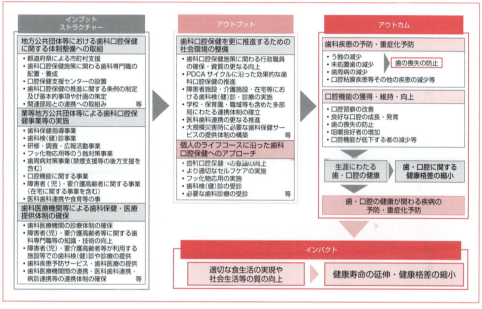

図4　歯科口腔保健の推進に関するロジックモデル

・・column・・

ロジックモデル

　ロジックモデルとは，事業が最終的に目指す目的の実現に向けた設計図の役割を果たします．PDCAサイクルに基づく歯科保健事業を推進する際にも，ロジックモデルを踏まえた対策を行うことによって効率的に進めることができます．国においても，第8次医療計画，健康日本21（第三次），歯科口腔保健の推進に関する基本的事項（第二次），がん対策推進計画などの諸施策に，ロジックモデルが活用されています．

　よりよい成果（アウトカム）を得るためには，段階を踏んださまざまなアプローチが必要です．第1ステップ「人的・財的資源の投入（インプット／ストラクチャー）」，第2ステップ「保健事業の経過把握（プロセス）」，第3ステップ「保健事業の実施量（アウトプット）」といった3つの段階を経て，最終ゴールである「保健事業の成果」に体系的につなげていく一連の過程がロジックモデルです．

表2　歯科口腔保健の推進に関する基本的事項（第二次）での目標

目　標		指　標	目標値
第1．歯・口腔に関する健康格差の縮小			
一　歯・口腔に関する健康格差の縮小によるすべての国民の生涯を通じた歯科口腔保健の達成			
①歯・口腔に関する健康格差の縮小	ア	3歳児で4本以上のう蝕のある歯を有する者の割合	0%
	イ	12歳児でう蝕のない者の割合が90%以上の都道府県数	25都道府県
	ウ	40歳以上における自分の歯が19歯以下の者の割合（年齢調整値）	5%
第2．歯科疾患の予防			
一　う蝕の予防による健全な歯・口腔の育成・保持の達成			
①う蝕を有する乳幼児の減少		3歳児で4本以上のう蝕のある歯を有する者の割合（再掲）	0%
②う蝕を有する児童生徒の減少		12歳児でう蝕のない者の割合が90%以上の都道府県数（再掲）	25都道府県
③治療していないう蝕を有する者の減少		20歳以上における未処置歯を有する者の割合（年齢調整値）	20%
④根面う蝕を有する者の減少		60歳以上における未処置の根面う蝕を有する者の割合（年齢調整値）	5%
二　歯周病の予防による健全な歯・口腔の保持の達成			
①歯肉に炎症所見を有する者の減少	ア	10代における歯肉に炎症所見を有する者の割合	10%
	イ	20代～30代における歯肉に炎症所見を有する者の割合	15%
②歯周病を有する者の減少		40歳以上における歯周炎を有する者の割合（年齢調整値）	40%
三　歯の喪失防止による健全な歯・口腔の育成・保持の達成			
①歯の喪失の防止		40歳以上における自分の歯が19歯以下の者の割合（年齢調整値）（再掲）	5%
②より多くの自分の歯を有する高齢者の増加		80歳で20歯以上の自分の歯を有する者の割合	85%
第3．生活の質の向上に向けた口腔機能の獲得・維持・向上			
一　生涯を通じた口腔機能の獲得・維持・向上の達成			
①よく噛んで食べることができる者の増加		50歳以上における咀嚼良好者の割合（年齢調整値）	80%
②より多くの自分の歯を有する者の増加		40歳以上における自分の歯が19歯以下の者の割合（年齢調整値）（再掲）	5%
第4．定期的な歯科検診又は歯科医療を受けることが困難な者に対する歯科口腔保健			
一　定期的な歯科検診又は歯科医療を受けることが困難な者に対する歯科口腔保健の推進			
①障害者・障害児の歯科口腔保健の推進		障害者・障害児が利用する施設での過去1年間の歯科検診実施率	90%
②要介護高齢者の歯科口腔保健の推進		要介護高齢者が利用する施設での過去1年間の歯科検診実施率	50%
第5．歯科口腔保健を推進するために必要な社会環境の整備			
一　地方公共団体における歯科口腔保健の推進体制の整備			
①歯科口腔保健の推進に関する条例の制定		歯科口腔保健の推進に関する条例を制定している保健所設置市・特別区の割合	60%
②PDCAサイクルに沿った歯科口腔保健に関する取組の実施		歯科口腔保健に関する事業の効果検証を実施している市町村の割合	100%
二　歯科検診の受診の機会及び歯科検診の実施体制等の整備			
①歯科検診の受診者の増加		過去1年間に歯科検診を受診した者の割合	95%
②歯科検診の実施体制の整備		法令で定められている歯科検診を除く歯科検診を実施している市町村の割合	100%
三　歯科口腔保健の推進等のために必要な地方公共団体の取組の推進			
①う蝕予防の推進体制の整備		15歳未満でフッ化物応用の経験がある者	80%

※グレーで示した3つの指標：健康日本21（第三次）歯・口腔の健康の指標と重複

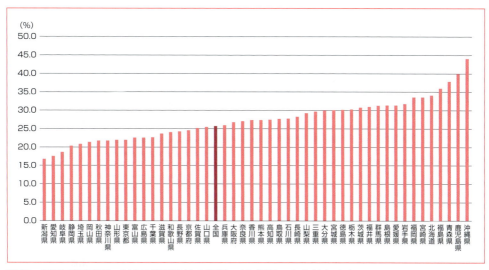

図5 歯科口腔保健における健康格差の事例：12歳児でのう蝕有病率

(令和4年度学校保健統計調査)

2）歯科疾患の予防
(1) う蝕の予防による健全な歯・口腔の育成・保持の達成
　歯科口腔保健の推進に関する基本的事項（第二次）では，「60歳以上における未処置の根面う蝕を有する者の割合（年齢調整値）」を新規項目として取り入れた．根面う蝕は高齢者では増加すると報告されており[7]，令和4年歯科疾患実態調査にて全国的な有病状況を初めて把握できるようになった．また，成人期でのう蝕対策のために「20歳以上における未処置歯を有する者の割合（年齢調整値）」も目標項目に含まれた．これらの指標によって，成人期以降のう蝕の有病状況を複合的に把握できることが期待される．

(2) 歯周病の予防による健全な歯・口腔の保持の達成
　歯周病は成人・高齢期の主要な歯科疾患であり，4 mm以上の歯周ポケットを有する歯周炎有病者の割合は40歳以上の中年期から高齢期に至る幅広い年代で把握する必要がある．歯周炎の有病状況は人口の高齢化の影響を受けるため，歯科口腔保健の推進に関する基本的事項（第二次）では，「40歳以上における歯周炎を有する者の割合」について年齢調整値を用いた目標値を設定し，2033年の最終評価においてもベースライン値と比較しやすい形とした．

(3) 歯の喪失防止による健全な歯・口腔の育成・保持の達成
　我が国の歯・口腔の健康に関する代表的な歯科口腔保健活動として，8020運動は継続して実施されており，国民にもよく知られている．そのようなことを踏まえて，歯の喪失防止のための目標項目として，引き続き「80歳で20歯以上の自分の歯を有する者の割合」が設定されたが，さらなる改善を期待して目標値を85％に引き上げた．

3）口腔機能の獲得・維持・向上

良好な口腔機能の獲得・維持・向上は，生涯にわたり QOL（生活の質）の向上を図るために大きく寄与する[8]．基本的事項（第一次）に引き続き，代表的な口腔機能の1つである咀嚼に関する目標を設定した．口腔機能の低下は，高齢期になると顕在化するが，中年期から観察され始めることから，「50 歳以上における咀嚼良好者の割合（年齢調整値）」を目標項目とした（表 2）．

高齢化がより進展する今後の我が国の歯科保健指導においては，歯科疾患の予防だけでなく，口腔機能の低下した者に対する適切な口腔機能管理を図る必要があり，歯科衛生士にとっても口腔機能管理は大きな役割の1つになると考えられる．

4）定期的に歯科検診又は歯科医療を受けることが困難な者に対する歯科口腔保健

定期的に歯科検診または歯科医療を受けることが困難な者に対する歯科口腔保健に関する施策は，保健・医療・福祉のいずれの領域にも関連する内容を含んでいる．歯科口腔保健法の第9条にて規定されている「障害者等が定期的に歯科検診を受けること等のための施策等」の実現に向けて，歯科口腔保健の推進に関する基本的事項（第二次）においても引き続き「障害者・障害児が利用する施設での過去1年間の歯科検診実施率」と「要介護高齢者が利用する施設での過去1年間の歯科検診実施率」に関する数値目標が定められている（表 2）．

両指標とも基本的事項（第一次）最終評価（表 1）で改善傾向が認められているが，第一次の最終評価ではいまだ目標値には達していなかったため，その目標値を継続して用いて達成を図ることとなった．

5）歯科口腔保健を推進するために必要な社会環境の整備

基本的事項（第二次）では社会環境の整備に関する目標項目が大きく拡充された．その多くがストラクチャー指標であり，「地方公共団体における歯科口腔保健の推進体制の整備」「歯科検診の受診の機会及び歯科検診の実施体制等の整備」「歯科口腔保健の推進等のために必要な地方公共団体の取組の推進」の3つの領域で合計5つの指標が設定された（表 2）．

基本的事項（第二次）のグランドデザイン（図 3）においても，誰一人取り残さないユニバーサルな歯科口腔保健を実践するための基盤の整備が必要条件であることが明示された．個人の行動変容と社会環境の改善の両面から対策を行うことによって，健康寿命の延伸および健康格差の縮小を図ることが求められる．歯科検診提供体制の整備，歯科保健推進条例の拡大に関する数値目標以外に，う蝕予防の推進体制の整備として「15 歳未満でフッ化物応用の経験」が今回新たに設けられた．小児期の健康格差の縮小のためにフッ化物応用が効果的であるエビデンス[9]を踏まえた目標が設定された．

5 関連施策との有機的連携──とくに健康日本 21（第三次）との連動

　歯科口腔保健法の第二条に掲げられている 3 つの基本理念の 1 つに，「保健，医療，社会福祉，労働衛生，教育その他の関連施策の有機的な連携を図りつつ，その関係者の協力を得て，総合的に歯科口腔保健を推進すること」が定められている．今回，2024 年度から 12 年間の同じ実施期間で展開される関連施策として，健康日本 21（第三次）と第 8 次医療計画があげられる．本項では，特に「健康日本 21（第三次）」との関連性について述べる．

　「健康日本 21（第三次）」は，基本的事項（第二次）と同じく健康寿命の延伸および健康格差の縮小を目的とした国民の健康づくりのための総合的な計画であり，歯・口腔の健康はその一環として位置づけられており，地域における歯科口腔保健と健康づくり対策の推進に関する方向性が一致するような工夫が施されている．

　健康日本 21（第三次）は，健康増進法第 7 条の規定によって第 5 次国民健康づくり対策として実施されているものであり，我が国の中核的な健康づくり施策の 1 つである．健康日本 21（第三次）においても「歯・口腔の健康」に関する目標が引き続き設定されている．健康日本 21（第三次）の「歯・口腔の健康」での目標は，基本的事項（第二次）の目標から抽出した 3 項目（①歯周病を有する者の減少，②よく噛んで食べる者の増加，③歯科検診の受診者の増加）である．まさしく健康日本 21（第三次）と歯科口腔保健の推進に関する基本的事項（第二次）は，今後 12 年間にわたり我が国の歯科口腔保健を支える両輪となる．

6 歯科衛生士が行うライフコースに沿った歯科保健指導と歯科口腔保健法

　歯科口腔保健の推進に関する基本的事項（第二次）では，さまざまなライフステージにおける課題に対して，切れ目のない歯科口腔保健施策を展開するために，ライフコースアプローチに基づいた歯科口腔保健対策を行うことが明記されている．高齢期の歯の喪失状況は大きく改善し，生涯自分の歯で生活することも十分可能になりつつある状況を踏まえると，う蝕と歯周病の予防はすべてのライフステージで共通した健康課題といえる．また，口腔機能についても，小児から成人および高齢者にわたって，その成長段階に応じた獲得・育成・維持についての対策を行うなど，個人のライフコースに沿った歯・口腔の健康づくりを支援する歯科保健指導を行う必要がある．すなわち，ライフコースに沿った歯科保健指導は，ライフステージ別に行ってきた歯科保健指導の進化版といえる．

　ライフコースアプローチに基づく歯科保健指導では，個人の生活のさまざまな段階において，その時期特有のリスク要因や保護要因に焦点を当て，早期からの予防を重視する．したがって，ライフコースアプローチに基づく歯科保健指導においても，乳幼児期，少年期，妊産婦期，青年期，壮年期，中年期，高齢期といった段階ごとの歯科保健対策が基盤

となり，歯科口腔保健対策を一生涯にわたって推進することを目的とする．歯科口腔保健の推進に関する基本的事項（第二次）で提示された考え方と目標値は，歯科衛生士が行う歯科保健指導の目指す方向性を示すものであり，歯科保健指導を行う際に具体的な目標提示を行うために役立つものである．

◈ 文献 ◈

1) 小椋正之.「歯科口腔保健の推進に関する法律」に基づく基本的事項の特色と今後の歯科口腔保健施策について. 保健医療科学. 2012；63（2）：98-106.

2) 三浦宏子ほか. 高齢者のフレイル予防を目的とした歯科口腔保健分野の取り組み. 保健医療科学. 2020；69（4）：365-72.

3) 厚生労働省. 歯科口腔保健の推進に関する基本的事項 最終評価報告書. 2022, 1-4.

4) 厚生労働省. 健康日本 21（第二次）最終評価報告書. 2022, 354-74.

5) Peres MA et al. Oral diseases. A global public health challenge. Lancet. 2019; 394: 249-60.

6) Cooray U et al. Importance of socioeconomic factors in predicting tooth loss among older adults in Japan. Soc Sci Med. 2021; 291;114486.

7) AIQranei MS, et al. The burden of root caries: Updated perspectives and advances on management strategies. Gerodontology. 2021; 38(2): 136-53.

8) Nomura Y et al. Impact of the serum level of albumin and self-assessed chewing ability on mortality, QOL, and ADLs for community-dwelling older adults at the age of 85: A 15 year follow-up study. Nutrients. 2020; 12(11): 3315.

9) 相田潤ほか. 厚生労働科学研究費補助金「歯科口腔保健の推進に資する齲蝕予防のための手法に関する研究」令和4年度総括・分担報告書. 2023.

10) 厚生労働科学審議会地域保健健康増進部会 歯科口腔保健の推進に関する専門委員会. 歯・口腔の健康づくりプラン推進のための説明資料. 2023.

11) 三浦宏子ほか. 厚生労働科学研究費補助金「「歯科口腔保健の推進に関する基本的事項」最終評価と次期計画策定に資する全国データの収集と歯科口腔保健データの動向分析」令和4年度総括・分担報告書. 2023.

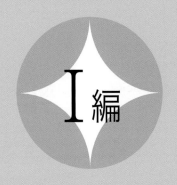

Ⅰ編 歯科疾患の予防における歯科保健指導

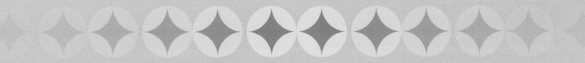

1章 乳幼児期

① 乳幼児期の歯・口腔の特徴とよくみられる歯科疾患

1. 乳幼児期の歯・口腔の特徴

1）無歯期

　出生後すぐの乳児の口腔内は通常，まだ歯は萌出していない．口腔内の上顎口蓋中央部には吸啜窩（図Ⅰ-1-1）（傍歯槽堤が膨隆してみられる口蓋中央部のくぼみで，吸啜中の乳首を安定させるのに役立っていると考えられている）や頰部内面にはBichatの脂肪床（厚い脂肪層）がみられる．顎も小さく歯槽堤も低いため口腔内は舌の占める割合が高くなっており（図Ⅰ-1-2），これらの形態は吸啜に適したものとなっている．上下顎前歯部歯槽堤間にみられる顎間空隙を利用して乳首を口腔内に取り込み，口唇と舌が一体化した協調運動によって口腔内を陰圧にして吸啜を行っている．

　新生児期にすでに歯の萌出（先天歯）がみられることがあるが，この時期に歯が萌出していると，授乳による舌運動と先天歯の切縁によって舌下部や舌尖部に潰瘍（Riga-Fede病）（図Ⅰ-1-3）を形成し，哺乳障害になることが多い．

　乳児期には歯槽部の成長が盛んで，特に下顎前方部の成長が顕著である[1]（図Ⅰ-1-4）．新生児期では上下顎歯槽堤の近遠

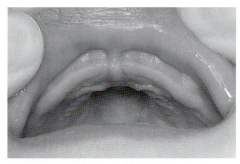

図Ⅰ-1-1　新生児の上顎の吸啜窩

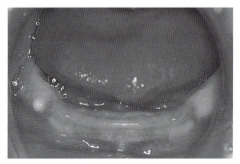

図Ⅰ-1-2　新生児の下顎歯槽弓

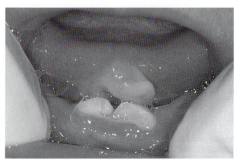

図Ⅰ-1-3　先天歯とRiga-Fede病

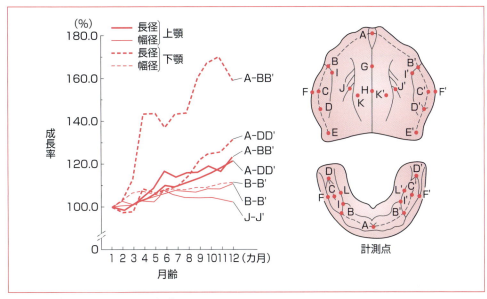

図Ⅰ-1-4　乳児期の歯列の成長[1]

心的な位置関係は，上顎の歯槽堤よりも下顎の歯槽堤が約3mm後方位にあるが，この成長により乳切歯の萌出時期には上下顎歯槽堤は近遠心的にほぼ一致するようになる．また，歯槽弓全体の成長もあり，舌が口腔内に収まりやすくなって口唇閉鎖がしやすくなる．

新生児期から乳児期の哺乳に関する原始反射（探索反射，口唇反射，吸啜反射）は，通常，生後4～6カ月で減退・消失

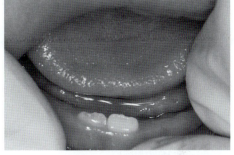

図Ⅰ-1-5　下顎乳中切歯が萌出開始（生後6〜8カ月）

し，口の動きは随意的なものになる．この他に口腔に関する原始反射として舌挺出反射があり，この消失により口から食物を取り込めるようになり，離乳開始の目安となっている．

2）乳歯萌出期

乳歯のなかで最も早く萌出する下顎乳中切歯の萌出開始時期は，平均的には生後6～8カ月頃である（図Ⅰ-1-5）．また平均的な萌出順序は乳中切歯→乳側切歯→第一乳臼歯→乳犬歯→第二乳臼歯である．2019年に日本小児歯科学会がまとめた各乳歯の平均萌出時期を示す[2]（図Ⅰ-1-6）．

乳歯の萌出時期や順序には個体差，性差，社会的環境などの影響もみられ，先天歯のような萌出異常を除くと，下顎乳中切歯の萌出開始時期は生後3～14カ月くらいまでの幅がある．生後8～10カ月頃には上顎乳中切歯が萌出し，切歯による顎間関係が形成されるが（図Ⅰ-1-7），まだ咬合は不安定である．生後12カ月（1歳）頃には，上下顎の乳

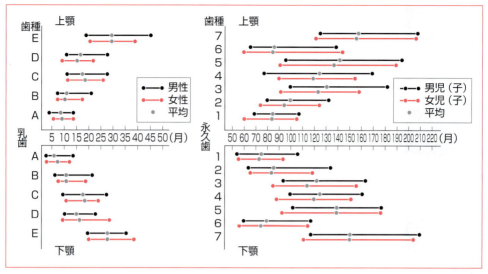

図Ⅰ-1-6 乳歯・永久歯の萌出時期（上下顎別，男女別）[2]

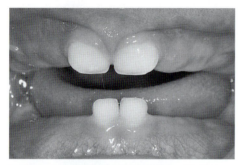

図Ⅰ-1-7 上下顎乳中切歯が萌出（生後8〜10カ月頃）

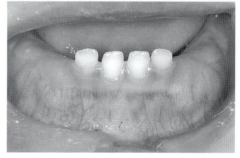

図Ⅰ-1-8 乳切歯が萌出し，臼歯部の歯槽堤に膨隆が出てくる（1歳頃）

中切歯・乳側切歯が萌出し，第一乳臼歯の萌出も近づくため臼歯部の歯槽堤に膨隆がみられるようになる（図Ⅰ-1-8）．乳歯の萌出歯数の増加により歯槽骨の成長が促進され，歯槽堤の高さがさらに増大し，口腔容積も広がり，口唇閉鎖が促される．

　第一乳臼歯は1歳3〜5カ月頃に萌出し，上下顎第一乳臼歯が咬合すると上下顎の近遠心的な咬合関係が形成されてくるが，まだ咬合は安定していない．1歳5〜7カ月頃に乳犬歯が萌出し（図Ⅰ-1-9），2歳頃までには第二乳臼歯以外のすべての乳歯が生え揃い，上下顎の近遠心的な咬合関係が安定し，歯を使った咀嚼が徐々に習熟されてくる．

3）乳歯列完成期

　第二乳臼歯は2歳6カ月頃までには萌出し（図Ⅰ-1-10），3歳頃までには萌出を完了する．上下顎第二乳臼歯がしっかり咬み合うようになると乳歯列咬合が完成する（図Ⅰ-1-11）．乳歯列弓の形態は上顎では半円形，下顎では半楕円形を呈する（図Ⅰ-1-12）．また歯列には生理的歯間空隙（霊長空隙）がみられることが多い（図Ⅰ-1-13）．

　乳歯は，永久歯に比べて近遠心的な歯軸傾斜が少なく咬合平面に対して垂直に植立して

1章　乳幼児期

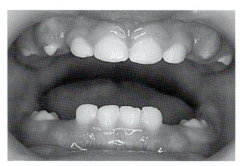

図Ⅰ-1-9　乳犬歯が萌出（1歳6カ月頃）

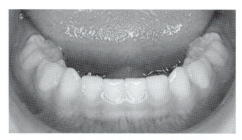

図Ⅰ-1-10　第二乳臼歯が萌出（2歳過ぎ）

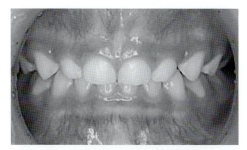

図Ⅰ-1-11　乳歯列咬合が完成（3歳頃）

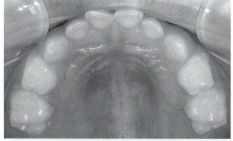
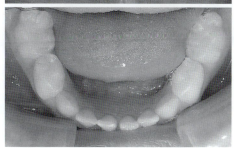

図Ⅰ-1-12　乳歯列期の歯列弓形態

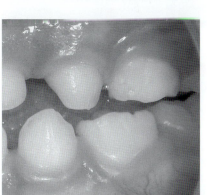
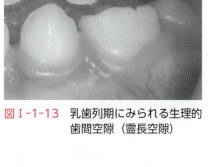

図Ⅰ-1-13　乳歯列期にみられる生理的歯間空隙（霊長空隙）

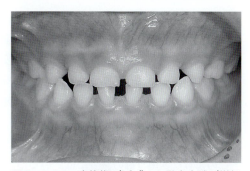

図Ⅰ-1-14　交換期が近づくと発育空隙が増加

いる．そのためオーバージェット（水平被蓋）は永久歯に比べて小さく，またオーバーバイト（垂直被蓋）は乳歯列の早期では深めであるが，乳歯列咬合が完成し，さらに永久歯の萌出が近づくと次第に浅くなる．乳歯列咬合の安定期には歯列・咬合に大きな変化はみられないが，5～6歳頃になり乳歯の脱落，永久歯の萌出の時期になると，前歯部に発育空隙が増加し（図Ⅰ-1-14），歯列弓前方部の成長が盛んになる．

17

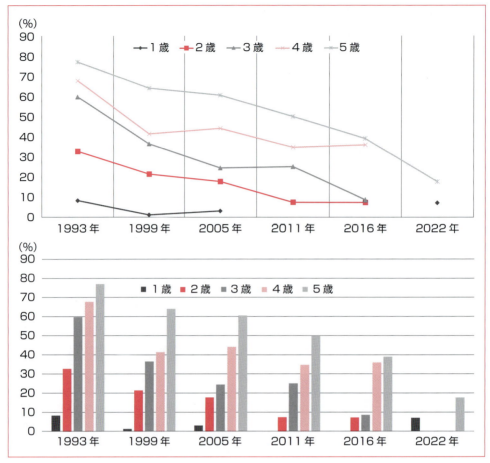

図 I-1-15　乳歯のう蝕有病者率の推移[3]

2. 乳幼児期によくみられる歯科疾患

1）乳歯う蝕

　幼児は歯を磨く技術が未熟なため歯口清掃が不十分であり，また乳歯の物理的・化学的・形態的特徴からう蝕に罹患しやすい．しかしながら「う蝕（むし歯）の洪水」といわれて乳歯う蝕が蔓延していた1960〜70年頃に比べて，乳歯う蝕は明らかに減少している．厚生労働省の令和4年歯科疾患実態調査によると乳歯のう蝕有病者率は，1歳で7.1％，2歳・3歳・4歳で0.0％，5歳で17.6％であり，1993年以降も減少傾向は続いている[3]（図 I-1-15）．

　このような乳歯う蝕の減少には，いくつかの要因が考えられる．少子化により一人ひとりの子どもに対する保護者の関心が高まり口腔ケアが充実してきたことや，1歳6カ月児や3歳児をはじめとする歯科健診の充実，歯科医師数増加により小児の歯科受診が受け入れられやすくなったこと，低年齢からのフッ化物歯面塗布やフッ化物配合歯磨剤の普及，小窩裂溝塡塞の普及などがあげられる．

　一方で多数歯にう蝕がある小児が一定数おり，ネグレクトなどの虐待を疑わせるような重症う蝕保有児もみられる．多数歯にわたる重症う蝕を有する小児の背景には，複雑な家

庭環境や貧困，保護者の養育態度や考え方の偏りなどが考えられる．このような背景をもつ重症う蝕保有児については，歯科的なアプローチだけでなく，保護者への生活支援が必要である．

また，地域により乳歯う蝕有病者率に大きな差異があることから，地域格差も指摘されている．食習慣も違えば歯磨きなどを含めた歯科保健への関心度も異なり，定期健診以外の乳幼児歯科健診の実施状況やフッ化物の応用状況も異なるため，どのような要因が関わっているのかを分析したうえで，地域格差を縮小するような対策が望まれる．

「歯科口腔保健の推進に関する基本的事項（第二次）」では，「歯・口腔に関する健康格差の縮小」において指標（3歳児で4本以上のう蝕のある歯を有する者の割合）として，現状値3.5％（2020年度）を目標値0％（2032年度）にすることがあげられ，参考指標である「3歳児でう蝕のない者の割合」においては現状値88.2％（2020年度）を目標値95％（2032年度）にすることがあげられている．また，参考指標である「乳幼児期におけるフッ化物塗布に関する事業を実施している市町村の割合」において現状値66.5％（2022年度）を目標値80％（2032年度）にすることがあげられている[4]．

今後も，う蝕予防のための食生活や生活習慣および発達の程度に応じた口腔清掃等に関わる歯科保健指導，フッ化物の応用や小窩裂溝予防填塞法等のう蝕予防に重点的に取り組んでいくことが重要と考えられる．

2）歯肉炎

乳幼児期の歯周疾患としては歯肉炎がほとんどであり，低ホスファターゼ症やPapillon-Lefèvre症候群，好中球減少症などの全身疾患に伴う特別な症例を除いては，歯周炎の発現は非常に低い．乳歯が萌出する際には萌出性歯肉炎がみられることがある．食欲減退や発熱といった症状を伴うこともあるが，通常は萌出が進むにつれて自然治癒する．また，第一乳臼歯の萌出する際に萌出嚢胞や萌出性血腫が生じることがあるが，歯が萌出するとこれも自然治癒する．

乳歯列期においても，歯口清掃の不徹底によるプラーク単独性歯肉炎がみられ，特に叢生歯列がある小児では叢生性歯肉炎が起こりやすい．乳歯列期での歯肉炎の罹患率は混合歯列期以降と比べると低いが，歯口清掃方法の改善や機械的な歯面清掃などによりプラークコントロールを行うことで炎症の軽減を図る必要がある．

また，ウイルス感染により歯肉炎が起こることもある．特にヘルペスウイルスの初発感染では，発熱などの全身症状に続き，歯肉が発赤腫脹し易出血性の歯肉口内炎が生じる．脱水症状を防ぐためにも水分摂取に努め，栄養補給などを行い安静にすることなどの対応が必要である．重症例の場合は小児科への受診を勧める．

3）口腔の外傷

歯や口腔の外傷は，小児期に特に発生頻度が高いことから，その対応や予防は，口腔保健の重要な課題である．

乳幼児期は運動機能が未発達で歩行も十分に熟達しておらず，頭部比率も大きいため，転倒しやすい．乳歯の外傷は1～3歳までが多く，好発部位は上顎乳切歯部が多い．動

Ⅰ編

きが活発な男児のほうが女児に比べ受傷頻度が高い[5]．受傷様式としては脱臼が多く，歯を支える歯槽骨が脆弱なため，外傷の衝撃により歯が陥入したり，転位しやすい．また強い衝撃の場合には乳歯が脱落することもある．以前は完全脱臼した乳歯の再植は禁忌とされていたが，歯の保存状態や歯槽骨の状態などを総合的に判断して再植を行うこともある．

破折した乳歯に対しては歯冠修復処置や歯髄処置が行われ，不完全脱臼した乳歯に対しては整復や固定などの処置が行われる．歯の動揺が認められる症例では，歯根破折による場合と歯槽骨損傷による場合が考えられるので，エックス線検査により，歯根の状態や歯槽骨の状態を確認する必要がある．歯の転位や陥入の場合は，整復固定を行って歯の保存を試みるが，1 ～ 2 歳児で陥入した症例では，歯根が未完成のため外傷歯の再萌出が期待できるため，そのまま経過観察することが多い．

また，受傷時には特に症状がみられなくても，数日，または数週間後に受傷歯が変色してくることがある．歯髄充血や歯髄壊死が疑われ，数カ月しても変色が回復しない場合には歯髄壊死の可能性が高くなる．適切な歯内療法処置によって，歯の保存を図る必要がある．

乳歯の外傷は，乳歯の根尖が後継永久歯の歯胚に近接しているため後継永久歯にも障害が生じる可能性がある．そのため永久歯への交換まで定期的・長期的な経過観察を行っていくことが重要である．

4）口腔機能発達不全症

「口腔機能発達不全症」は，2018 年に公的医療保険の対象となる疾患名として承認された疾患である．この疾患の病態は，「食べる機能」，「話す機能」，「その他の機能」が十分に発達していないか，正常に機能獲得ができておらず，明らかな摂食機能障害の原因疾患がなく，口腔機能の定型発達において個人因子あるいは環境因子に専門的関与が必要な状態と定義されている．病状としては，咀嚼や嚥下がうまくできない，構音の異常，口呼吸などが認められるが，患者には自覚症状があまりない場合が多い[6]（p.118 参照）．

❷ 健全な歯・顎骨の成長・育成を図る

1. 歯の発育と栄養摂取（食事）

1）哺乳期

口腔に関連する機能は身体における他の機能に比べ早い時期から発達し，特に出生後すぐに必要な哺乳に関する反射（探索反射，口唇反射，吸啜反射，嚥下反射）は，胎児の間にすでに獲得されている．原始反射である探索反射，口唇反射，吸啜反射は通常，生後 4 ～ 6 カ月で減退・消失するが，嚥下反射は原始反射ではなく終生獲得した反射である．胎生 10 週には開口，胎生 14 週頃には口唇の動きが始まり，胎生 20 ～ 25 週頃には指をくわえる行動も始まる．さらに胎生 24 週頃からは吸啜行動が認められることもわかっている．

哺乳が中心のこの時期でも乳児の飲み方は変化する．はじめのうちは反射で吸啜し始め

表Ⅰ-1-1　乳児の機能発達からみた離乳開始の目安[7]

・頸がすわり，頭部のコントロールができる
・哺乳反射がなくなる
・家族の食事の光景をみて，食べたそうな様子をする
・顎が成長し，舌が口の中におさまりやすくなる
・消化器官が発育し，母乳以外のものを消化吸収できるようになる

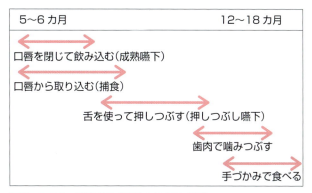

図Ⅰ-1-16　離乳期に獲得する摂食機能

ると疲れるまで吸い続けていたものが，生後3〜4カ月頃には反射を抑制して哺乳量をコントロールする能力が身についてきて「遊び飲み」が始まる．哺乳期の支援としては，ゆったりと授乳できる環境を確保し，テレビやスマートフォンなどをみながらの「ながら授乳」を避けることが望まれる．また，子どもの「口遊び」は哺乳反射の減弱を助け，口の随意的な動きを促す行為として見守っていき，清潔な玩具などを用意して口遊びを促すことも大切である．

2）離乳期

　離乳は，栄養学的には乳汁だけの栄養から徐々に固形食による栄養に移行していく過程であるが，摂食機能の面からは吸啜から咀嚼への移行段階である．従来，離乳の開始は月齢や体重が目安とされており，生後5〜6カ月頃とされている．しかし，機能発達的に考えると表Ⅰ-1-1のようなことが目安になる．とくに離乳の開始時期に家族と一緒の食卓につかせて，家族の食べる様子をみせて「食」への興味を誘うことは，食べる意欲の発達を促す面でも重要と思われる．

　吸啜と咀嚼の違いは，吸啜が反射によって行われているのに対して，咀嚼は学習によって獲得される機能であり，学習期間（離乳期間）を必要とする点にある．離乳の各段階で獲得される「食べる」機能を図Ⅰ-1-16に示す．生後5〜6カ月の離乳初期ではまず口から食べ物を取り込み，口を閉じて飲み込むことを覚え，次に少し形のある軟らかな食べ物を舌で押しつぶして飲み込むことを覚え，さらに歯ぐきで噛みつぶして飲み込むことを覚える．手で持てる食べ物が食べられるようになったら手づかみ食べを覚え，自食行動も発達して離乳は完了期を迎える．

　生後5〜6カ月頃は口唇食べ期ともいわれ，咀嚼を覚え始める時期になる．下顎の成

長により舌が口腔内に収まりやすくなり，下顎乳中切歯が萌出し始めることで口唇を閉じやすくなり，舌の突出も徐々に減少してくる．これらは口唇から食べ物を取り込み，主に舌の前後運動で喉のほうに食べ物を送り，下唇を内側に入り込ませるようにして口唇を閉じて嚥下するという離乳初期に獲得する機能の発達を促す．そのため，この時期の離乳食の調理形態としては，舌でつぶす必要のないペースト状にすりつぶした形態のつぶし粥や卵黄，豆腐，乳製品が適している．介助のポイントとしては，スプーンを下口唇に置き，子ども自身が上唇で食べ物を取り込むのを待つことが大切になる．

　生後7～8カ月頃は舌食べ期ともいわれ，離乳初期に比較して咀嚼に一定のリズムが出現してくる．上下の乳切歯が萌出することで歯槽骨も発育し口腔の容積が広がり，舌が活発に上下に動きやすくなる．また，唇と舌が別々に動きやすくなることで，口唇を閉じやすくなる．これらにより，軟らかな形のある食べ物を挙上した舌と口蓋で押しつぶして嚥下するという処理の仕方を覚える．そのため，この時期の離乳食は挙上した舌でつぶせる程度の固さの全粥や卵黄～全卵が適している．介助のポイントとしては，舌で食べ物の大きさや硬さを感知しやすいように，舌の前方部で食べ物を取り込ませることが大切になる．

　生後9～11カ月頃になると前述のように乳側切歯が萌出し始め，1歳頃には乳切歯が上下8本揃い，また第一乳臼歯が萌出する準備として，臼歯部の歯ぐき部分が広がり膨らみが出てくる．この時期は歯ぐき食べ期ともいわれ，食べ物を乳切歯を使って咬み切ったり，乳臼歯歯槽提部で噛みつぶすことができるようになる．そのため，この時期の離乳食は歯ぐきでつぶせる程度の固さの全粥～軟飯や全卵が適している．歯ぐきでつぶせる程度の硬さの食べ物で，舌で食べ物を歯ぐきの上に運び，上下の歯ぐきでつぶし，つぶした食べ物を舌で集めて喉のほうに送って嚥下するという舌と顎の協調した動きを育てることが大切になる．

　形がしっかりした食べ物の処理ができるようになったら，自食のための準備として手づかみで食べやすい食べ物を用意する．手づかみ食べは，自分で食べる意欲を育て，手と口の協調運動を育むためにも大変重要になる．そのため，手づかみ食べをやめさせるのではなく自由にさせておくことも重要になる．また，少し大きめの食べ物を上下の前歯で咬み切る食べ方を覚えることで，自分に合った一口量を徐々に覚える．これは食物による窒息事故の予防のためにも重要であると考えられている．スプーンなどの食具を使って食べることを急ぐより，手づかみ食べを十分やらせてあげることが，上手に食具を扱えるようになるための近道になる．

　乳児期後半の離乳期の支援としては，月齢ばかりでなく子どもの発達状況をみていき，乳歯の萌出状況や歯肉の形態，口唇・舌の動きなど歯・口の発育に合わせた離乳を進めていくことが大切になる．また，乳歯の萌出が遅い子どもには，離乳食のステップアップをゆっくりにする必要がある．食べる量を無理強いするより，手づかみ食べなどを積極的にやらせて，食べる意欲を育てることも大切である．

3）幼児期前半（1～2歳代）

　1歳を過ぎると最初の臼歯である第一乳臼歯が萌出する．第一乳臼歯が上下咬み合うと，

前歯で咬み切り，臼歯で噛みつぶすという歯を使った咀嚼を学習していく．「授乳・離乳の支援ガイド」[8] では離乳完了の時期は1歳～1歳6カ月頃とされている．これは定型発達児では第一乳臼歯で噛めるようになって，食べることができる食べ物の幅が広がり，1日3回の食事で十分必要な栄養がほぼ摂れるようになる時期であり，また自食行動も発達して，手づかみ食べから食具（スプーンやフォーク）の使用へと移行する時期であるからである．

　一方で，これはあくまでも目安にすぎず，子どもが母乳を求めなくなるまで継続するという考え方もある．咀嚼の発達は個人差が大きく，子どもの成長を見極めて指導を行うことが望まれる．

　1歳6カ月頃には乳犬歯が萌出し始め，2歳頃には乳歯が上下で16本揃う．そのため歯を使った咀嚼にも慣れてくるが，第一乳臼歯だけでは噛む力も弱く，うまく噛めない食べ物も多いため，食べ方の問題も起こりやすくなる．その後，2歳半頃に第二乳臼歯が萌出し始め，上下の第二乳臼歯がしっかり咬み合う3歳頃までは，咀嚼能力の向上にはつながらない．

　幼児期前半の支援としては，まず歯を使った咀嚼の発達を促すことがポイントになる．まだ大人と同じ食事は難しいので，噛みつぶす程度で飲み込みやすくなる食材を選ぶ必要がある．食形態が合わない食事は，「溜める」，「丸のみ」などの食べ方の問題につながりやすくなる．また，手づかみ食べから食具の使用へと手と口の協調動作を育てることも大切になる．そして少し大きめの食べ物を前歯で咬み切って，自分に合った適量の一口サイズを覚えるよう支援する．日常の生活リズムを整え，家族で共に食べる（共食）ことで食欲や食行動を育てていくことも重要になる．

4）幼児期後半（3～5歳代）

　3歳頃には乳歯が20本すべて揃い，上下の第二乳臼歯もしっかりと咬み合うことで，乳歯列の咬み合わせが完成する．上下の第二乳臼歯が咬み合うことで，第一乳臼歯と第二乳臼歯の2本の歯ですりつぶしが可能となり，咀嚼能力も飛躍的に向上する．噛みごたえのある食べ物も徐々に食べられるようになり，食べることができる食べ物の幅がさらに広がるため，大人に近い食事が摂れるようになり，種々の食べ物を咀嚼することによって得られた基本的機能を習熟していく時期になる．

　手と口の協調運動もさらに上達し，スプーンやフォークから箸の使用へと移行していく時期でもある．また保育園や幼稚園に通園する子どもの割合も増えるため，共食の場が広がり，食体験も増えて食事のマナーなども獲得されてくる．しかしながら幼児期にはさまざまな食の問題も起きやすく，「大きいものや硬いものを嫌がる」，「遊び食べをする」，「食べる意欲がない」，「噛まない・丸のみする」，「溜める」などの食べ方がみられる．乳歯が萌出途中の1～2歳児では，咀嚼機能が未発達なため，「うまく噛めない」，「飲み込みにくい」などの理由でこのような食べ方がみられやすいが，咀嚼機能が獲得されてくる3歳以降では，機能的な要因ばかりでなく，生活環境や親子関係，食べる意欲などとの関連が高くなると考えられる．

　幼児期後半の支援としては，乳歯が生え揃うことで噛む力や咀嚼能率が高まるため，噛

みごたえのある食べ物もメニューに取り入れて，よく噛む習慣をつけていくことがポイントになる．また，よく噛むことが「速食い」，「丸のみ」，「食べ過ぎ」などを防いで，小児期の肥満や生活習慣病の予防につながることを保護者に伝えることも重要になる．家族や友達と一緒にする食事から，食体験を増やし，食べ方や食事のマナーを学習させることが大切である．口を閉じて食べる習慣をつけるようにアドバイスして，日常の鼻呼吸，口唇閉鎖につなげることも重要になる．

生活リズムを整え，和やかな共食の場を確保することで，食べる意欲や咀嚼習慣を育てるよう保護者に伝えることも大切である．この時期は味覚が発達して，味による好き嫌いも出てきやすい時期であるので，楽しい食事の雰囲気のなかで，少しずついろいろな食材を味わっていくことで味覚の幅を広げて，好き嫌いを乗り越えていくことが期待される[7]．

2. 歯口清掃の指導

1）無歯期

乳児期前半は，無歯期のため歯口清掃は不要であり，舌や頰粘膜に母乳の残りカスなどが溜まることもあるが，通常は唾液が洗い流してくれる．しかし，この時期は乳歯萌出後の歯口清掃習慣を形成するために，歯磨きの準備を行っていく大切な時期でもある．

口腔の感覚は乳児期から鋭敏であるため，口腔内を触られたり，歯ブラシを入れて歯を磨かれたりすることには，感覚的な慣れが必要となる．このために乳歯が萌出する前から乳児の顔や口の周りを触り，それに慣れてきたら歯肉を指で触り，ガーゼで歯肉や舌を拭う練習をしていくことで口腔内の過敏を取り除いていくことが勧められる．乳児が自ら行う指しゃぶりや玩具しゃぶりも，口腔の過敏や反射が消失していくという意味では，歯磨きの準備であるとも考えられる．

2）乳歯萌出期

生後6カ月を過ぎると，乳歯の萌出が始まる．通常は下顎乳中切歯から萌出し始め，1歳頃に乳切歯が生え揃い，1歳過ぎて第一乳臼歯が萌出する頃までが，歯口清掃の導入期と考えられる．

乳切歯が萌出し始めて，口の中を触られるのに慣れていたら，初めはガーゼで乳切歯を軽くつまむような感じで拭うか，綿棒でやさしく拭うように清掃するとよい．乳切歯がある程度萌出してきたら，機嫌のよいときに歯ブラシで軽く磨いて歯ブラシの感触に慣れるようにしていく．歯ブラシに慣れてきたら，1日1回は歯磨きをする習慣をつけていく．

保護者が座り，膝の上に幼児の頭を乗せて寝る「寝かせ磨き」が基本であるが（図Ⅰ-1-17），寝るのを嫌がる場合には膝に座らせるなどの工夫をするとよい．また，上顎乳切歯の唇側歯肉部や上唇小帯の部分は，感覚が鋭敏で歯ブラシなどの刺激に反応が大きいので，無理に強く歯ブラシで磨いて歯肉や上唇小帯を傷つけないように注意するよう指導する（図Ⅰ-1-18）．離乳食が中心でプラークも多くはない時期なので，しっかり磨くことよりも，まずは磨かれることに慣れさせることを優先すべきである．

咬合面に裂溝を有する第一乳臼歯が萌出してくると，歯ブラシを使った歯口清掃の必要

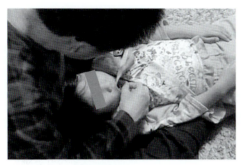 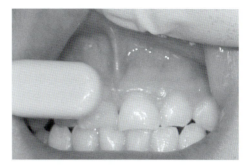

図Ⅰ-1-17　寝かせ磨き　　　　　　　　図Ⅰ-1-18　上唇小帯のよけ方

性が高まる．この時期には，徹底したプラークコントロールを行うことは困難なので，食生活に気をつけながら歯口清掃の習慣化を図っていくことが大切である．1～2歳児の手指機能は，歯の汚れを歯ブラシで十分落とせるほど発達していない．しかし1歳半頃になると，スプーンやフォークを使い始めるので，歯ブラシを握らせ口にもっていくことから始めて，そこから徐々に歯にあてて磨くことを覚えさせていく．ただし，歯ブラシをもったまま歩いてしまうと危険なので，必ず座らせて，保護者がみている範囲内で歯ブラシを持たせるようする．

　幼児は親や兄姉のまねをしたがるので，家族が楽しそうに歯磨きをしていれば，自然と歯ブラシを持ちたがるようになる．そのなかで歯磨きを覚えていき，他の日常の生活習慣と同じように毎日の歯磨きを定着させていくことが望ましい．2歳頃になると自分で何でもやりたがるため，保護者による歯磨きを嫌がったり，自分だけでやると言い出すことも多い．こういった場合は自分でやろうとする意欲を大切にして自分の思いどおりに磨かせた後，よくほめてから保護者が仕上げ磨きをするよう指導する．また，2歳を過ぎたらうがいの練習をさせ，ブクブクうがいのやり方なども覚えさせていくとよい．

3）乳歯列完成期

　3歳を過ぎると，乳歯が20本萌出し，乳歯列咬合が完成する．この頃は，運動の発達，言語の発達，社会性の発達の著しい時期である．食事や排泄などの生活習慣が自立してくるこの時期は，歯口清掃も自立に向かう時期である．手指機能の発達により歯磨きの技術も上達し，4～5歳頃には自分で歯を磨いて汚れを落とせるようになる．しかし，本人の歯磨きだけでは磨き残しがあるため，保護者による仕上げ磨きが必要である．また，歯磨きの必要性や意義を少しずつ理解させて，自分で磨こうとする意欲を育てることが大切である．

　幼児の発達状況に合わせて，幼児と保護者の両方に指導を行っていく．個別指導の際には，プラークの付着状態を染め出しにより確認することが有効である．また，4歳を過ぎると乳臼歯部の隣接面う蝕が発生しやすいため，歯ブラシだけではなく，デンタルフロス（糸ようじ）の使い方の指導も行う．朝晩だけでなく，できれば毎食後の歯口清掃を定着させることが重要である[7]．

I編

3. う蝕予防法

1) フッ化物の応用

う蝕の原因として，宿主としての歯（宿主因子），病原性微生物（細菌因子）およびその病原性微生物の基質（食餌因子）の3つの要因が大きく関わり，ここに唾液性状や食事・間食の摂取・回数，歯口清掃状況などが関わって，う蝕のなりやすさが決まる．フッ化物は，おもに歯質を強化することにより酸に対する抵抗性が高まることで，う蝕予防に効果をもつ．

フッ化物のう蝕予防機序は，フッ化物がエナメル質の主要構造であるハイドロキシアパタイト結晶に作用して耐酸性の高いフルオロアパタイトを生成することと，う蝕原因細菌の産生する酵素の働きを抑制するため酸産生量を低下させることでう蝕を予防する．また，フッ化物には初期う蝕に対して再石灰化を促進する作用もある．

フッ化物を用いたう蝕予防には，全身的応用（水道水へのフッ化物の添加など）と局所的応用（フッ化物歯面塗布，フッ化物洗口，フッ化物配合歯磨剤の使用など）があり，我が国では局所的応用が中心に行われている（p.45参照）．

2) 小窩裂溝塡塞（フィッシャーシーラント）

小窩裂溝塡塞（フィッシャーシーラント）は，う蝕に罹患しやすい乳臼歯や永久臼歯の小窩裂溝等を，小窩裂溝塡塞材で封鎖し口腔環境から遮断することによって，う蝕の発生を予防する方法である．

小窩裂溝塡塞材には，レジン系材料を用いたものとグラスアイオノマー系材料を用いたものがあり，レジン系は高い接着効果を得るために十分な防湿が不可欠である．通常は，萌出完了したラバーダム防湿が可能な歯に対して適応される．一方，グラスアイオノマー系は多少湿潤な歯質にも接着が期待できるため，ラバーダム防湿が困難な萌出途上歯に用いられることが多い．また，成分中にフッ化カルシウムを含有し，フッ化物徐放性を有する．

歯面の十分な清掃を行った後，必要な歯面処理を行い，小窩裂溝塡塞材を小窩裂溝部のみに塡塞する．咬合状態の確認調整を行い，小窩裂溝塡塞材が直接咬合しないようにすることが，保持力を高めるために重要である．小窩裂溝塡塞材の破折や一部脱落はう蝕の原因となるため，小窩裂溝塡塞法の応用後は定期的な確認が必要である．

3) 定期的な歯科健診

乳幼児期の口腔の健康を維持し，う蝕の発生を予防するためには，定期的な歯科健診によって口腔内を管理すると共に，発育時期に応じた保健指導を行うことが重要である．保健指導では，う蝕も生活習慣病であるため，口腔と全身の健康につながる生活習慣の獲得を主眼として，食生活や歯口清掃の指導を行う．子どもの歯や口腔の問題には保護者の関心が高く，心配事や悩みも多いため，歯科健診の際に適切な指導を行うことも，育児支援の面からは重要である．特に小児期のう蝕が減少して，歯科健診の目的がう蝕の早期発見・う蝕予防から子育てを行う保護者への支援へと移行してきている現状のなかでは，保

護者の話をよく聴き，受け入れ，共感的な態度で接して，相談や助言を行うことが大切である．

　1歳6か月児歯科健康診査では，多くの幼児が，乳切歯と第一乳臼歯が萌出しており，乳犬歯が萌出途中で乳歯列はまだ完成していない．この時期のう蝕の罹患率は低いが，上顎乳切歯の唇側・舌側面に発症しやすい．離乳がほぼ完了し，甘味飲料や甘味菓子類によるショ糖の摂取が始まる時期でもある．また，ミュータンスレンサ球菌の定着が起こりやすい時期でもあるため，就寝時の哺乳瓶の使用がないか，間食や甘味飲料の回数，仕上げ磨きの状況などの食生活習慣や実際の歯の汚れ，う蝕の有無などからう蝕リスクを判断し，適切な保健指導を行うことが重要である．

　1歳6か月児歯科健康診査では，う蝕罹患型の分類でう蝕のない者をO1型（ローリスク群）とO2型（ハイリスク群）に分けているが，う蝕罹患率の低いこの時期に，O2型児に対して適切な保健指導を行って，う蝕の発生を予防することが重要なためである．食生活指導と共に，乳臼歯が萌出していることから，歯ブラシによる歯口清掃の指導も必要になるが，この時期は，幼児本人による歯磨きは歯ブラシによる事故も起こりやすいため，保護者による仕上げ磨きを中心に指導する．

　3歳児歯科健康診査では，多くの幼児は，乳歯が20本萌出し，乳歯列が完成している．上顎乳前歯の隣接面や乳臼歯咬合面のう蝕が増加してくる時期で，初期う蝕の早期発見と共にう蝕予防のための保健指導が重要である．また，生活習慣が確立し，少しずつ自立していく時期なので，口腔の健康増進につながる食習慣や歯口清掃習慣を形成することが大切である．

　食生活面では，保育園・幼稚園への入園などにより友人関係が広がり，甘味飲食物を摂取する機会が増えるため，間食の回数・規則性やショ糖などを含む甘味飲食物の摂取状況についての指導が必要である．歯口清掃の面では，幼児本人による歯磨き習慣の確立と保護者による仕上げ磨きの励行を指導する．また，この時期以降に増加しやすい乳臼歯隣接面のう蝕予防のためには，デンタルフロスの使用を勧めることも重要である[9]．

　乳幼児歯科健康診査において，歯の外傷や口唇・口腔粘膜に外傷が認められたり，多数歯にわたる重症う蝕が未処置のまま放置されている場合，虐待（身体的虐待，デンタルネグレクト）が疑われることがある．このような口腔の情報は，他の職種からの健診情報と併せて情報の共有を図り，児童相談所につなげることにより被虐待児の早期発見や保護に結びつけることができる．また，歯磨きや食事に関するさまざまな問題によって，保護者の育児への不安や悩み，困難をまねいている場合もある．育児困難が明らかな保護者には，他の専門職種や地域のネットワークとの連携をとって対応していくことが望まれる．

　3歳児歯科健康診査後は，就学時まで定期健康診断が行われていない地域が多い．保育園や幼稚園において年1～2回の歯科健診が行われているが，保健指導の面では歯科保健教育の一環としての集団指導となるため，かかりつけ歯科医を決めて個別の保健指導を受けることが望ましい．

❀文献❀

1) 湖城秀久. 乳児の歯列の成長発育に関する研究―上，下顎歯槽部および口蓋部の三次元的計測―. 小児歯誌.

1988；26（1）：112-30.

2) 日本小児歯科学会. 日本人小児における乳歯・永久歯の萌出時期に関する調査研究Ⅱ―その1. 乳歯について―. 小児歯誌. 2019；57（1）：45-53.

3) 厚生労働省. 令和4年歯科疾患実態調査. https://www.mhlw.go.jp/content/10804000/001112405.pdf 2024年6月21日アクセス.

4) 厚生労働省. 歯科口腔保健の推進に関する基本的事項の全部改正について. https://www.mhlw.go.jp/content/001154214.pdf 2024年6月21日アクセス.

5) 日本小児歯科学会. 小児の歯の外傷の実態調査. 小児歯誌. 1996；34（1）：1-20.

6) 日本歯科医学会. 口腔機能発達不全症に関する基本的な考え方. https://www.jads.jp/assets/pdf/basic/r02/document-220512-1.pdf 2024年6月21日アクセス.

7) 井上美津子. 1章 乳幼児期（日本歯科衛生士会監修, 歯科口腔保健の推進に向けて ライフステージに応じた歯科保健指導ハンドブック）, 医歯薬出版, 2014, 12-26.

8) 厚生労働省. 授乳・離乳の支援ガイド（2019年改定版）. https://www.mhlw.go.jp/stf/newpage_04250.html 2024年6月21日アクセス.

9) 星野倫範. 11章 乳幼児の口腔保健（白川哲大ほか編. 小児歯科学, 第6版）, 医歯薬出版, 2023, 174-78.

2章 少年期

① 少年期の歯・口腔の特徴とよくみられる歯科疾患

少年期では成長に伴う変化が顎骨や歯列に認められる．また，口腔の機能は離乳期から3歳までの一連の発育・発達のうえで成り立っており，乳歯から永久歯への交換期にあたる小学生期では特に支援が重要である[1]．さらに，この時期には生活習慣や口腔清掃習慣との関連が強い永久歯のう蝕と歯肉炎が初発する．

我が国ではかねてより高等学校までは歯科健康診断が実施されており，その事後措置も学校の管理下にある．一方で，教育の現場で行われる歯と口の健康づくりは，自律的な健康管理によって生涯にわたり健康を維持・増進する「生きる力」を育むことを目的としており，この目的の達成には，学校歯科医を含む学校保健関係者と家庭・地域が一体となって取り組む必要がある．そこで，日本学校保健会による「生きる力」を育む学校での歯・口の健康づくり（令和元年度改訂）[2]と日本学校歯科医会による学校歯科医の活動指針（令和3年改訂版）[3]で述べられている事項を踏まえて，少年期の歯と口の特徴とよくみられる歯科疾患を示す．

1. 少年期の歯・口腔の特徴

1）混合歯列から永久歯列の完成

乳歯から永久歯への生え変わりはおおむね6歳から12歳にかけて認められ，この間が混合歯列期にあたる．最初に萌出する永久歯は下顎中切歯か第一大臼歯であることが多いが，萌出時期には年単位の幅（図I-2-1）があるため，個々について経過を観察する必要がある．第一大臼歯は第二乳臼歯の後方に萌出するが，中切歯～第二小臼歯は後続永久歯として，乳歯と入れ替わるように萌出する．

乳歯の外傷や重度のう蝕は乳歯の早期喪失と晩期残存の原因となり，後続永久歯の萌出の妨げとなるため注意を要する．一方で，永久歯の先天的欠如によって乳歯が残存している場合もある．学校で行われる定期健康診断における歯・口腔の検査（学校歯科健康診断）では，保存の適否を慎重に考慮する必要があると認められる乳歯は，要注意乳歯「×」として記録され，学校歯科医の判断のもと歯科医療機関への受診を勧める等の事後措置がなされる[3]．

永久歯の萌出時後，歯根の完成にはさらに数年を要する．根未完成歯の根管治療は困難を伴うため，う蝕は歯髄に達する前に治療することが望ましく早期発見が重要である．第

29

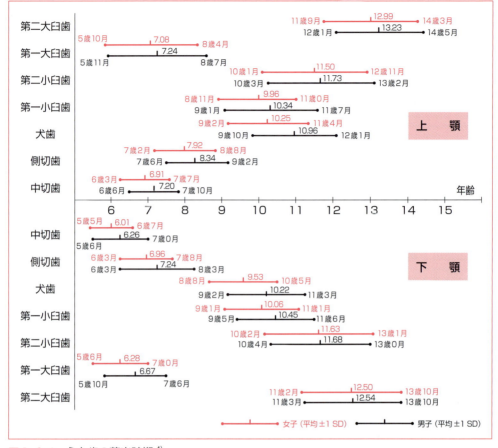

図 I-2-1　永久歯の萌出時期[4]

二大臼歯の萌出が完了する15歳頃に永久歯列が完成する．この時期には食生活や口腔清掃習慣が自立をしていることから本人に対する歯科保健指導の重要性が高まる．

2）混合歯列期における口腔機能

第一大臼歯は咬合面が大きく咀嚼能力に強く関係する．また，切歯は審美性だけでなく，食べ物を適した大きさに咬断する力や構音（特にサ行とタ行）に関係する[2]．歯冠が完全に萌出して咬合関係を得るまでの間，これらの機能に一時的な影響が認められるが，この間は口腔機能の重要性を学ぶ好機でもある．少ない咀嚼で飲み込める食品を安易に与えるのではなく，食形態の調整や噛み方を工夫する等の対応をしたり，口唇を閉じて鼻呼吸をしながら食べることや，速食い・丸のみを避ける等の指導をすることが大切である[2]．

3）少年期の歯並び

歯並びは歯の萌出状況，顎骨の成長，咬筋や口輪筋，舌圧，習癖等の影響を受ける．顎骨の発育は，上顎骨は8歳までに80％以上の発育をみる神経型に近い発育パターンであり，下顎骨は生後間もない頃と10歳代に2つの伸びがあるS字状カーブを示す一般形である[5]．少年期はどちらの顎骨も成長発育による変化が大きく，特に混合歯列期では一時

点の観察で歯並びについて判断することは困難である．例えば，萌出直後の上顎切歯間には空隙が，下顎では叢生がみられることがある．このような歯並びは，一時的に異常にみえるが，年齢が増すにしたがって正常な歯ならびに変化することが多い[2]．一方で，骨格に起因するなど将来において問題となる歯並びや咬み合わせの異常の前兆を認めることもある．

学校歯科健康診断では，歯列・咬合について，矯正治療の必要性で判断するのではなく，子どもの将来の口腔の健康にとってその状態がどのようなリスクをもつ可能性があるかを説明し，理解させることが重要としている[2,3]．この考え方は，少年期におけるあらゆる保健指導の留意点である．

4）歯周組織

小児の歯周組織の構造は，基本的に成人のものと同じであるが，血管が豊富で古い組織から新しい組織への置き換わり（リモデリング）が盛んであり[6]，後述する歯肉炎もプラークが除かれた後の予後は良好である．また，永久歯の萌出に伴い歯周組織の状態に変化を認めるが，これは病的な変化ではなく萌出完了と共に正常な歯周組織像となる．

2. 少年期によくみられる歯科疾患

1）小児期のう蝕の特徴

う蝕は生涯にわたって予防に努める必要のある歯科疾患である．宿主要因，細菌要因，基質要因の3要因とそれらの重なる時間で説明されるう蝕発症の機序は，いずれのライフステージのう蝕に共通する．う蝕の発症率は萌出直後から1〜3年の間で高い[7]ことから，乳幼児期に引き続き少年期も注意が必要となる．少年期では，歯冠部の裂溝，小窩，歯頸部，隣接面等のう蝕が多く，これら歯冠部のう蝕の進行によって疼痛や歯質の欠損を認めると，口腔の機能にも影響を及ぼす．

（1）萌出後のエナメル質の成熟とう蝕

エナメル質は，リン酸，カルシウム，水酸基の結晶体であるハイドロキシアパタイトで構成されるが，萌出直後のエナメル質ではこれらの無機質が占める割合は7割程度である[8]．萌出後からエナメル質の表層は口腔内のpHの変動にさらされ，pH5.5（臨界pH）を下回るとハイドロキシアパタイトが溶解（脱灰）し，臨界pHを上回ると再結晶化（再石灰化）に転じる[9]（図I-2-2）．

再石灰化に唾液は重要な役割を担っており，唾液によるプラーク中の酸の洗い流しや中和作用によって，脱灰から再石灰化にシフトする．また，再石灰化の際に唾液中の同種あるいは異種の無機成分がエナメル質に取り込まれることで，無機質の割合は9割以上にまで高まり，ハイドロキシアパタイトの結晶性も向上する．これは萌出後のエナメル質の成熟とよばれ，萌出直後に比べて酸への抵抗性が高まる[8,9]．

また，エナメル質表層にフッ化物イオンが存在すると再石灰化が促進されると共に，フッ化物イオンがエナメル質に取り込まれると酸に対する抵抗性はさらに高まる[8]．一方で，脱灰の時間が長いと結晶構造の維持が難しくなり，やがて視診で確認される実質欠損（う窩）が生じる（図I-2-2）．このようなことからも，永久歯が次々と萌出する少年期

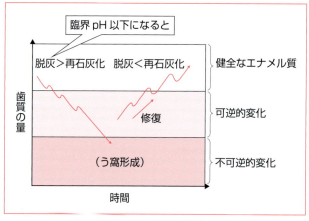

図 I-2-2　脱灰・再石灰化のイメージ[9]

ではう蝕予防に取り組む意義が高い．

(2) エナメル質の初期脱灰像

　実質欠損に至る前の初期脱灰の徴候として，エナメル質表層に白濁，白斑，褐色斑等，歯面の色調変化を認めることがある．この状態からの予後としては，①脱灰よりも再石灰化が優位となり健康な歯面に回復する，②再石灰化よりも脱灰が優位となってう窩の形成（臨床的なう蝕の発症）に至る，③変化なし（現状維持），の3つに分かれる．学校歯科健康診断では，視診ではう窩は確認できないが，う蝕の初期病変の徴候として前述の色調変化が認められ，その経過を注意深く観察する必要がある歯を CO（シーオー）と判定する[3]．

　CO は脱灰と再石灰化のバランスが改善されれば，う蝕の発症予防が可能な段階であり，食事習慣や口腔清掃の指導による口腔環境の改善やう蝕に特異的な予防処置等が重要となる．なお，歯間隣接部等に視診による実質欠損は認めないが表層下に陰影（黒い影）が観察される場合は，CO（要相談）と判定される[3]．この所見ではすでにう蝕が象牙質に達している可能性があり，歯科医療機関での精密検査を要する．

2）小児期の歯周病（歯肉炎）の特徴

　歯周病は歯肉，歯根膜，歯槽骨に生じる炎症性疾患であり，病態によって歯肉炎と歯周炎に大別される．歯肉炎では炎症が歯肉に限局しており，不可逆的な組織の破壊は認められず，炎症の原因が除かれると健康な歯肉に回復する[10]．一方，歯周炎では炎症の進展により歯肉と歯面との接合部が破壊されて歯周ポケットが形成され，進行すると歯肉の退縮や歯槽骨の吸収等の不可逆的な病変を認める[10]．

　少年期に好発するのはプラークの蓄積を原因とする歯肉炎（プラーク性歯肉炎）である．歯肉組織の炎症・免疫反応から治癒までの過程は全身の健康状態，疲労やストレスの影響を受け，思春期には第二次性徴によるホルモンバランスの変化によって歯肉炎の感受性が高まる（思春期性歯肉炎）[10]．

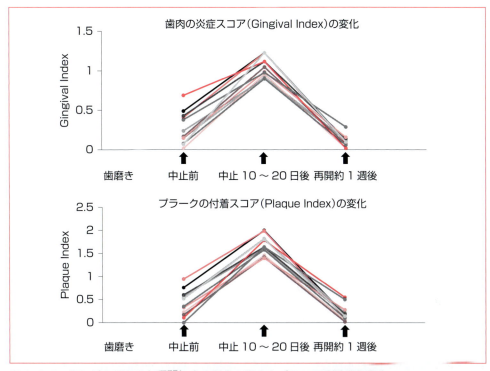

図Ⅰ-2-3 歯みがきの中止と再開による歯肉の炎症とプラークの付着の変化
(Löe et al, 1965のデータ[12]を基に作成)

(1) プラークの蓄積と歯肉炎

　歯肉炎は歯間部の歯肉（乳頭部歯肉）に初発し，辺縁部歯肉へと波及する[11]．上下顎前歯の唇側や下顎大臼歯の舌側は歯肉炎の好発部であり，小児の口腔内ではこれらの部位に歯肉の発赤や腫脹等の歯肉炎の徴候とプラークの蓄積の両方が観察されることが多い．プラークの蓄積と歯肉炎は，時間的な関連性（因果関係）を観察しやすく，プラークの蓄積と共に，歯肉に炎症症状が増加し，歯ブラシによってプラークが除去されると速やかに消退する[12]（図Ⅰ-2-3）．このように，歯肉は全身の状態や口腔の衛生状態を反映することから，その観察で得られる所見は，生活習慣と健康の関連性の指導の有益な教育素材となる[2]．なお，思春期性歯肉炎もプラークが関与しており，歯口清掃によって症状は改善される．

　歯石はプラークの付着を助長する口腔の不潔物であり，歯ブラシでは除去できない．歯肉縁上の歯石は，唾液腺の開口部に近接する上顎臼歯部頰側歯面と下顎前歯部舌側歯面に形成されやすく[13]，小児期の口腔内にもしばしば認められる．

　学校歯科健康診断では，プラークの付着状態と歯肉の状態を勘案して，定期的な観察が必要な者をGO（ジーオー），専門医（歯科医師）による診断が必要な者をG（ジー）と判定する[3]．これらの所見のある者への保健指導では，歯磨きの状況を確認すると共に，本人に歯肉の状態を認識させることが重要である．

(2) 歯周病と口臭

　口臭は原因と必要な治療によって，真性口臭，仮性口臭，口臭恐怖症に分類される[14]．

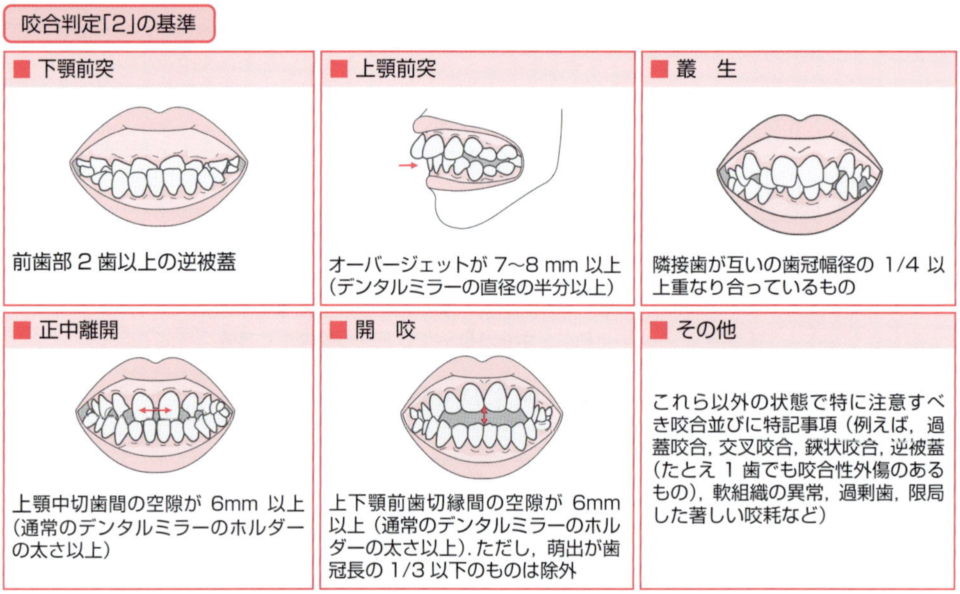

咬合判定「2」の基準		
■ 下顎前突	**■ 上顎前突**	**■ 叢　生**
前歯部 2 歯以上の逆被蓋	オーバージェットが 7〜8 mm 以上（デンタルミラーの直径の半分以上）	隣接歯が互いの歯冠幅径の 1/4 以上重なり合っているもの
■ 正中離開	**■ 開　咬**	**■ その他**
上顎中切歯間の空隙が 6mm 以上（通常のデンタルミラーのホルダーの太さ以上）	上下顎前歯切縁間の空隙が 6mm 以上（通常のデンタルミラーのホルダーの太さ以上）．ただし，萌出が歯冠長の 1/3 以下のものは除外	これら以外の状態で特に注意すべき咬合並びに特記事項（例えば，過蓋咬合，交叉咬合，鋏状咬合，逆被蓋（たとえ 1 歯でも咬合性外傷のあるもの），軟組織の異常，過剰歯，限局した著しい咬耗など）

図Ⅰ-2-4　学校で行われる定期健康診断における歯・口腔の検査の咬合判定「2」の基準[3]

社会的許容限度を超えた不快なにおい（悪臭）を認める真性口臭はさらに，器質変化や原因疾患がなく口腔清掃指導で改善がみられる生理的口臭，歯周炎や歯髄に達する重度のう蝕等があり歯科治療を要する口腔由来の病的口臭，および耳鼻咽頭や呼吸器の疾患，代謝障害等が口臭の原因となり医科との連携を要する全身由来の病的口臭の 3 つに分類される．一方，仮性口臭と口臭恐怖症は実際に口臭を認めないが本人のみが口臭を自覚するもので，前者では口臭についての歯科的なカウンセリングで訴えの改善がみられ，後者は改善が期待されないため精神科や心療内科との連携を要する．

　歯周病と口臭は関連性が高く，歯肉出血が多いと口臭の主要な原因物質である揮発性硫化物の呼気中の濃度も高くなる[15]．口臭は日内変動が大きく起床時が最も強い．また，緊張状態や薬の服用等で唾液分泌が抑制されると口臭は強くなる．

　思春期以降は口臭を気にすることによって人間関係に影響を認めることがある．日本学校歯科医会による「生きる力を育む歯・口の健康づくり推進事業」における生徒を対象としたアンケート調査では，中学生と高校生で口臭を自覚するとの回答が 10 〜 20％認められている[16]．保健指導においてはこれらの口臭の特徴に留意し，社会生活を営むうえで，歯口腔清掃が重要であること等を理解させる必要がある[2]．

3）歯列・咬合の不正，顎関節部の異常

　学校歯科健康診断において咬合について専門家（歯科医師）による診断が必要（判定2）とする基準を図Ⅰ-2-4 に示す．繰り返しになるが，発育途上にある少年期では，一時点の観察により歯列・咬合の不正について判断することは難しく，また，図Ⅰ-2-4 に示す判定は歯科矯正治療の必要性を意味するものではない．さらに，顎骨の発育等は遺伝的な要因の影響が強く，本人による取り組みでは改善が見込めない場合も多い[2]．一方で，

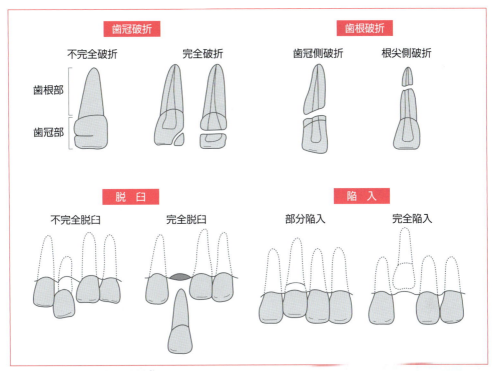

図Ⅰ-2-5　歯の外傷の種類[2]

　口呼吸による口輪筋の弛緩，爪を噛む，指をしゃぶる，舌を突出する，唇を噛む等の習癖は前歯部の，頰杖をつく習慣は臼歯部の歯列の不正を誘引するため指導の対象となるが，習癖には心理的なストレスを背景とすることもある．少年期における歯列・咬合の不正に対する指導では，これらの点に十分，留意する必要がある．

　発育期には，口の開閉時に顎関節部や咀嚼筋に違和感を訴えることがあり，学校歯科健康診断では，開閉時に下顎の偏位または顎関節部に雑音が認められるもの，あるいは保健調査等により本人から異常の訴えがある者を「1（定期的な観察が必要）」，開口時に関節部あるいは咀嚼筋に疼痛が認められる者を「2　専門医（歯科医）による診断が必要」としている[3]．片側での咀嚼，長時間の頰杖，食いしばり，極端に大きく口を開けたり，硬いものを無理に噛んだりしない，あまり気にし過ぎない，等が指導のポイントとなるが，症状が悪化したときには速やかに歯科医師に相談する必要がある[2]．

3．歯・口腔の外傷

　小児期の外傷の発生には，環境に加えて子どもの発達段階が大きく影響し，小学生では衝突や転倒による外傷が，中学生・高校生ではスポーツ時の外傷が多い[1]．普段から安全管理の対象となる子どもの特性を踏まえて安全教育と環境改善に取り組むと共に，発生時の対応に備える必要がある．

　歯の外傷には，歯根破折，歯冠破折，脱臼，陥入等があり（図Ⅰ-2-5），軟組織の損傷や顎骨の骨折を伴う場合もある．また，外傷を受けた歯は症状が消失して歯周組織が治癒

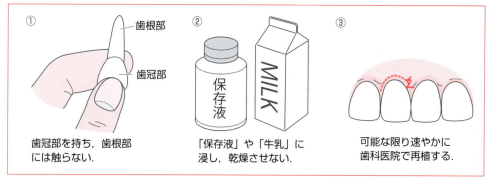

図Ⅰ-2-6 脱落した歯の応急手当[2]

に向かった後,歯髄死による歯の変色や根尖病変を認める場合がある.下記に示す応急手当を行った後も長期の経過観察が必要である.

1) 応急手当の留意点
(1) 顎骨の骨折
重篤な症状となるので,できるだけ動かさずに歯科口腔外科に搬送する[1].
(2) 歯の脱臼と陥入
完全脱臼は,速やかな歯科医療機関の受診によって再植が可能な場合があるが,その成否は歯根周囲の軟組織(歯根膜)の状態に左右される.脱臼した歯は歯根部ではなく歯冠部を持つ(図Ⅰ-2-6).再植までの時間は30分以内を目指す[1,2]が,ただちに対応できない場合には乾燥を避ける必要がある.その際,歯を水につけると浸透圧の違いから軟組織にダメージを与えるため,市販の保存液あるいは牛乳に浸漬し,可及的速やかに歯科医療機関を受診する(図Ⅰ-2-6)[1,2].不完全脱臼や陥入では歯は口腔内に保持されているが,位置を整復する必要があるため,止血処置を優先してなるべく早く歯科医療機関を受診する[1,2].
(3) 歯の破折
歯冠の完全破折は歯科医療機関による処置が必要となり,特に根尖側の破折面に出血点等を認め,歯髄の露出が疑われる場合はただちに受診する[1,2].歯冠破折が不完全で破折線を認めるのみの場合も,咬合や咀嚼の力で破折が進行することがある.また,歯根の破折は外傷では水平破折が多いが,根尖方向に垂直に破折した場合は予後が不良となる.これらの歯冠と歯根破折は視診だけでは判断が難しいため,歯科医療機関の受診を要する.

2) マウスガードによる外傷予防
歯の外傷は上顎の前歯に集中して認められる[1].マウスガードは,上顎の歯列を軟性樹脂で被覆し,外力を緩和し,歯とその周囲組織の外傷の発生やダメージを軽減する装置である[1].
(1) マウスガードの種類
マウスガードは,その制作方法から,マウスフォームドタイプとカスタムタイプがあ

る.

①マウスフォームドタイプ

軟化した材料を口腔内で直接歯列に圧接して製作するタイプであり，熱可塑性型とシェルライナー型がある．熱可塑性型は，熱湯に浸して軟化させた後に，冷水ですばやく表面を冷やして圧接して製作する．シェルライナー型は，シェルを口腔内に合わせた後に，そのシェルの中に軟性樹脂を流し込み，再度，口腔内に圧接する．初心者では製作が難しく，違和感が強いこともある．

②カスタムタイプ

個人の歯列模型から製作される．歯科医師が関与するため，極めて装着感に優れたマウスガードである．

(2) マウスガードを使用させる際の保健指導

コンタクトスポーツ（バスケットボール，ラグビー，アイスホッケー等）や格闘技，球技（野球，ソフトボール，ホッケー）では，マウスガードの装着が有効である[1, 2]．しかし，装置の装着には違和感を伴うため，歯や口腔を守る自己努力を促すような指導を合わせて必要がある．装着時の違和感が強いと使用を諦めてしまうので，種類ごとのマウスガードの特性を含め装着前の指導が特に重要である．具体的な指導ポイント[1, 2]は以下のとおりである．

①スポーツにより歯や口腔に外傷を受ける機会があり，場合によっては歯の喪失や顎骨の骨折あるいは軟組織の障害をもたらすことがあること．

②マウスガードを装着することで，その危険性を低下させることができること．

③マウスガードの装着により，違和感，嘔吐感，発音障害が発生することがあること．

④発音障害は，サ行，タ行，ラ行等で発生するが，ある程度は調整できること．

⑤う蝕や歯周病は装着前に治療を完了しておくこと．

⑥マウスガードは熱によって変形するので，高温環境は避けること．

⑦使用後はきれいに清掃してケースに保管すること．

⑧定期的（1年に2回以上）にチェックを受けること．

⑨使用頻度，発育状態等の要因で作り変える期間が異なること．

❷ 生きる力をはぐくむ歯・口腔の健康づくり

少年期において，生きるために大切な「食べ物を取り込み，食べる」機能，「表情をつくり，話す」機能，「運動を支え，体のバランスをとる」機能などをもつ歯・口腔を育成し，「生きる力」を教育的側面から育む健康づくりは，ライフコースアプローチのなかでも重要な位置を占めている．

1. 歯・口腔の発達と食生活

1) 栄養バランスと食事指導

少年期の食生活は基本的に家庭と学校給食に依存している．給食は栄養バランスに優れ，給食で1日に必要なエネルギーの約1/3，その他の栄養素は30～50%程度が補完

されているが，学校給食のない日はある日よりも多くの栄養素で不適切な者の割合が高くなっている[1]．したがって，少年期は，家庭での食生活が健全に保てるよう指導する必要がある．また，子どもが一人で食事を摂る「孤食」や，あらかじめ調理された惣菜や弁当などを購入して食事とする「中食」，麺類や丼物の「単品メニュー」は栄養素の偏りをもたらす危険がある．第4次食育推進基本計画[2]（2021～2026年度）では，家族が共に食卓を囲んでコミュニケーションをとりながら食事をする"共食"を推進しており，朝食または夕食を合わせて週平均9.6回の共食回数を11回以上にする目標値を設定している．

　間食は，幼児期には3度の食事で栄養素の摂取が不十分であるための補食として扱われるが，少年期になると，必要な栄養素は3度の食事で摂取することができるため，楽しみや息抜き，コミュニケーションのツールに位置づけられるようになる．そのため，少年期では間食の摂取食品，摂取方法が問題となる．間食を過剰摂取している子どもは，食事時間が不規則になったり，食事内容が偏ることもあるため，歯科保健指導を行うにあたっては摂取量についても適正な量の指導が必要である．間食として摂取するエネルギーは摂取エネルギー量の約10～15％程度にとどめ，3度の食事と間食を含めた栄養バランスを考慮する．

　歯科疾患に着目すると，間食として甘味食品や甘味飲料を多量・不規則に摂取すると，う蝕や歯肉炎の原因となる．食品に含まれる砂糖の量や，食品によるプラークの形成，プラークの酸産生能などについて，子どもが主体的に考え自分の実生活でコントロールできるような指導が必要である．子どもの年齢に応じて理解でき，興味深く学べるような指導内容の工夫が求められる．

　朝食は1日のスタートであり，朝食を摂取することで体温が上がり，身体の1日の活動の準備を整える役割がある．また，朝食はエネルギー源や栄養素の補給であり脳の活性化を促す．朝食の欠食率は，小中学生で4％程度であるが，高校生になると急激に増加し，約13％の子どもが朝食を欠食している[3]．さらに，朝食を食べないことがある者は2023年度では小学生16％，中学生21％程度になっている[4]．

　朝食の欠食は身体能力，集中力や学力の低下を引き起こす．また，食事内容の偏りや摂取量の不足および貧血をまねき，午前中の倦怠感や不定愁訴の原因となることもあり，栄養バランスのとれた朝食を摂るよう指導する．保護者が欠食することで子どもの欠食率が高くなる少年期の朝食は，保護者への指導や生活習慣の改善を伴うよう家族ぐるみで課題に取り組み，栄養バランスのとれた朝食を食べることを勧める．

　近年，メタボリックシンドローム，肥満症，2型糖尿病，脂質異常症，高血圧，脂肪性肝疾患などの生活習慣病の低年齢化が問題となっている[5]．また，肥満傾向児・痩身傾向児は近年増加傾向にあり「肥満」と「やせ」が二極化している[6]．子どもの生活習慣病は成人の生活習慣病と関係しており，将来の糖尿病合併症や動脈硬化，肝硬変，心筋梗塞などの疾患は肥満児に発症しやすく，少年期の肥満は成人肥満に移行する割合が高くなっている[7, 8]．小児肥満は胎児期栄養不良，幼児期の肥満，エネルギー・脂肪の過多，朝食の欠食や不健全な食生活，運動の減少，夜更かしや睡眠不足が原因となっているため，ライフコースアプローチの観点からも，これらの生活習慣を改善するような保健指導が望ましい．

2）食物形態と食事指導

　咀嚼には，消化吸収，顎・顔面の発育，自浄作用の促進，肥満予防，唾液分泌の促進，脳の発育や働きの促進，血流増加などの生理的効果と満足感，安心感などの精神的効果がある．基本的な咀嚼機能は幼児期後半で獲得しているものの，咀嚼力や細やかな咀嚼運動は，乳歯から永久歯への交換期である少年期に習熟される．咀嚼には歯，歯列，咀嚼筋，顎骨，口唇などが関係しており，咀嚼によりこれらの器官の成長発育を促していることから，成長発育期である少年期の咀嚼は重視されなければならない．

　よく噛み味わう習慣を身につけるためには，歯ごたえのある食品[9]を意図的に食事に取り入れる工夫が必要である．なお，大きさ，硬さ，粘着性，付着性，脆さなどの食品調理形態によって咀嚼運動に違いがあることから，調理形態の工夫についても指導する．また，楽しい食生活にするためには歯ごたえのある食品だけでなく，視覚，嗅覚，聴覚，触覚，味覚の五感を楽しめるような食品を取り入れ，感性豊かな食生活が実践できるよう指導する．

3）歯の交換期の食事指導

　小学校低学年では前歯部の交換期になり，前歯で噛み切る咬断に対し一時的な障害が生じる．前歯がないために舌を前方へ突出してしまうことから，嚥下時の舌突出癖や前歯部の開咬をまねくことがあるため，口唇を閉じて食事を摂るよう指導する．前歯部がないことで大きな食物を丸飲みしてしまうことがあるので，前歯部がないときは一口大に調理するとよい．また，突出させた舌の上に直接食物を乗せて咀嚼運動を阻害させないように指導する．そして，前歯部が生え揃ったら，一口大に噛み取ることを確実に身につけるよう指導する．

　小学校中学年から高学年は臼歯部の交換期となり，咀嚼能率が一時的に低下し，食事に時間がかかるため，急がせずに十分な食事時間を確保する配慮や噛む回数を増やした食べ方を指導する．この時期は，丸飲み，速食いなど肥満や過食につながる食習慣がついてしまうことがある．そのため，すりつぶしにくいような，硬く小さな食品や繊維の強い食品は避けた調理の工夫をする．また，小臼歯部が咬み合わず，口腔前庭に食物が流れて咀嚼が妨げられるため，頬粘膜で陰圧になるように口唇をしっかり閉じて咀嚼するよう指導する．

　小学校高学年から中学生では，第二大臼歯が萌出し，すべての永久歯が生え揃う．第二大臼歯は萌出してから咬合が完成するまでに時間がかかることや，最後臼歯のため清掃性が悪く不潔になりやすい．大臼歯部でしっかり噛む習慣を身につけるよう，歯ごたえのある食品を取り入れ，食品の素材を味わうようにする．また，思春期であるこの時期は，精神的に多感になり，周囲を過剰に意識するようになる．そのため拒食や過食などの摂食障害が起きやすいことから，栄養バランスがとれ，くつろぎや満足感の得られる生活習慣としての食生活を確立させる．

表Ⅰ-2-1 発達段階に即した歯磨き指導の重点 [10]

目安となる学年	歯磨き指導の重点	備考
幼稚園	・食後に自分から歯磨きしようとする ・ぶくぶくうがいができる	・第一大臼歯や前歯が萌出し始める
小学校低学年	・第一大臼歯をきれいに磨くことができる ・上下前歯の外側をきれいに磨くことができる	・第一大臼歯が生え揃って上下咬み合わさる ・上下の前歯が生え揃う
小学校中学年	・上下前歯の内側をきれいに磨くことができる ・歯ブラシの部位を理解し，効果的に使える ・犬歯，小臼歯をきれいに磨くことができる	・乳臼歯が小臼歯に生えかわる ・乳犬歯が犬歯に生えかわる
小学校高学年	・むし歯や歯肉炎を理解し，自らの意思で継続して磨くことができる ・第二大臼歯をきれいに磨くことができる ・フッ化物配合歯磨剤やデンタルフロスなどの用具を知る	・第二大臼歯が萌出し始める
中学校 高等学校 中等教育学校	・自分の歯並びを知り，磨き残しなく磨くことができる ・デンタルフロスなどの用具を工夫して使用できる ・フッ化物配合歯磨剤の機能を知り，実践に生かすことができる ・生活習慣とむし歯や歯肉炎の関係を理解し，予防のための生活改善ができる ・口臭について理解し，予防できる	・乳歯がすべて抜け，永久歯列が完成する ・歯肉炎や口臭が気になる ・第三大臼歯（智歯，親知らず）が萌出し始める
特別支援学校	・上記の指導の重点と発育・発達状況を参考に個々の状態に合わせて設定する	・障害の程度により，発達段階が異なる

2. 歯・口腔の機能に関わる疾患の予防・対策

1）歯口清掃

　日本学校保健会の学校歯科保健参考資料『「生きる力」をはぐくむ学校での歯・口の健康づくり　令和元年度改訂』[10] では，ブラッシング指導は子どもが自分の歯の形や歯並びを鏡でじっくり観察し，1本1本の歯に合わせて歯ブラシのあて方，動かし方を考えながらプラークを除去するといった一連の作業が，「生きる力」を身につけるための問題発見，問題解決型の学習方法として有効であるとしている．少年期は，発達の段階に大きな開きがあるので，それぞれの発達段階に適した無理のない目標を定めて，段階を追って指導を進めていく（表Ⅰ-2-1）．目標とする歯が磨けていない場合は自分で磨くことができる歯に戻り，歯磨きの基本を十分習得してから次の段階に進むよう指導する．

　また，歯磨きの基本が理解できるようになったら，自ら課題をみつけ挑戦させるような指導も効果的である[10]．ブラッシング指導では，歯面に歯ブラシのどの部分を使用するのか具体的な指導を行うことになるが，歯ブラシの部位については図Ⅰ-2-7のような呼び方で説明するとわかりやすい．

　小学校低学年では，第一大臼歯の咬合の完成までに時間がかかるため，萌出状況を鏡でみるような習慣づけと，口を小さめに開けた状態で横からのつっこみ磨きを指導する．萌出初期は歯肉弁に覆われた咬合面に注意し，萌出半ばになると頬面小窩に注意を向ける．（図Ⅰ-2-8）

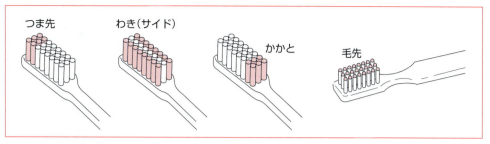

図Ⅰ-2-7　歯ブラシの部位の呼び方[10]

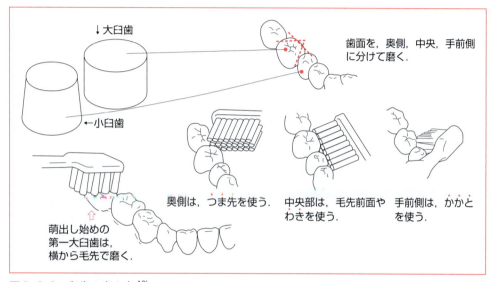

図Ⅰ-2-8　臼歯の磨き方[10]

　小学校中学年になると，永久前歯部が交換する「みにくいあひるの子の状態（ugly duckling stage）」であることから，永久中切歯はハの字型，永久側切歯は平行に位置しているため，一時的に上顎前歯部が正中離開していたり歯列の不正がみられる．そのためプラークが付着しやすい上顎前歯部の隣接面の歯磨きに注意させる（図Ⅰ-2-9）．また，前歯部が生え揃ったら，前歯部舌側の歯磨き方法も習得させる．

　小学校高学年になると，側方歯群の交換，第二大臼歯の萌出により口腔内が不潔になりやすく，歯肉炎の発生がみられることもある．同部位にあてる歯ブラシの毛先を使い分け，的確に毛先が歯面にあたるよう指導する（図Ⅰ-2-8，9）．また，歯肉炎による歯磨き時の出血を嫌い，歯磨きを敬遠することもあるので，出血を怖れず歯頸部のプラークコントロールができるよう指導する．

　中学生・高校生では，永久歯列が完成し歯肉炎の罹患率が増加する．また，男女で歯科保健指導に対する意識や歯科保健行動が異なり，男子は口腔保健に無関心な者が増加し，口腔内状況も悪い[11]．歯肉炎・歯周炎の予防のための歯頸部のプラークコントロールに加え，ライフスタイルを見直し，生活習慣としての歯磨きの位置づけを確立させることが重要である．

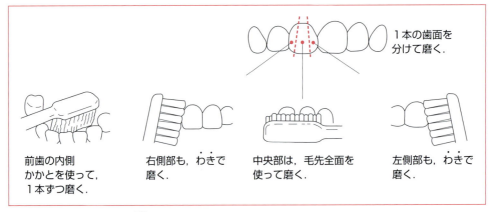

図Ⅰ-2-9　前歯の磨き方[10]

　少年期には，乳歯列用，混合歯列前期用，混合歯列後期用などの口腔・身体の発育・発達に応じた歯ブラシを選択する．力の強さや方向が直接伝わりやすいように，柄はまっすぐでしっかりと握れる単純な形のもので，ヘッド（植毛部分）は口の中で細かく動かせるように小さめのものがよい[11]．刷毛は一般的に歯列に関係なく毛先を利用しやすい形が望ましいが，口腔内の状況に応じて山切り型やラウンド型を使用するとよい．刷毛は水切れのよいナイロンで，硬さは普通がよい．歯ブラシは，年齢が低いほどグリップが太く短いパームグリップで把持しやすいものがよい．また，刷毛部は幅広で，短いものが磨きやすい．

　器用さに個人差はあるが，年齢が高くなりペングリップで把持できるようになると，毛先を使った細かい歯磨きが可能となる．ブラッシング圧が強いと歯肉や歯を傷つけ，歯ブラシが早く傷む原因となるため，力を入れすぎないようにする．毛先が開いたり，ある程度使用して毛先の弾力が減少した歯ブラシは，うまく歯面にあたりにくいので1〜2カ月をめやすに早めに取り替える．

　歯磨剤はプラークの除去を目的とする場合は，歯ブラシによる歯磨きの補助剤として使用する．子どもが使用するときには，清涼感があることで満足して磨き残したり，うがいが十分できないことで歯磨きをやめてしまうことのないように指導する．学校での歯磨きは，時間的制約や洗口場の状況で歯磨剤を使用できないこともあるが，歯磨剤を適切に使用した場合は，プラークの除去率が高く[12]，歯磨き後のプラーク付着が抑制できるといった清掃効果を高める働きがある[13]．また，医薬部外品としての歯磨剤は，学齢期に多いう蝕や歯肉炎を予防する薬効成分が添加され，その効果が認められており，清掃効果以外の効果も期待できる．とりわけフッ化物配合歯磨剤はう蝕予防効果が確立されており，適切な使用方法により積極的に使用するべきである．

　歯の隣接面の清掃は歯ブラシが行き届かないためデンタルフロスの使用が推奨されている．使用方法を誤ると歯肉を傷つけることがあるので，歯科医師や歯科衛生士の指導を受け習熟することが望ましい．デンタルフロスは手の甲に1回巻きつけて切り取り，輪にする方法と，手の甲に2回半巻きつけて切り取り，指に巻きつける方法がある[14]（図Ⅰ-2-10）．低年齢では輪にする方法が簡便であるが，指に巻きつける方法は，使用後に一

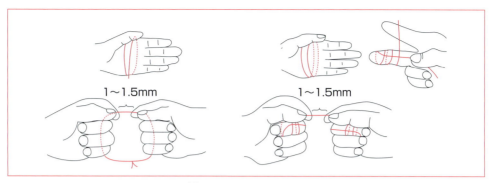

図Ⅰ-2-10　デンタルフロスの準備[14]　左：輪にして使用する場合，右：そのまま使用する場合．

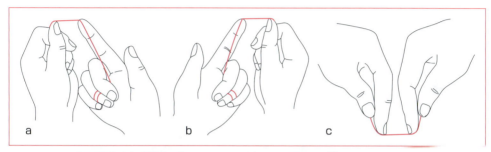

図Ⅰ-2-11　使用者本人からみたデンタルフロスの部位別保持法[14]
　　　　　a．上顎左側部　b．上顎右側部　c．下顎左右側．

　方の指に巻きついたデンタルフロスを外すと口腔内から抜き取りやすい．子どもには，鏡をみながら力を入れずに静かに歯と歯の間に入れ，のこぎりを引くように前後に小さく動かし，1本ずつ磨くように指導する．低年齢では保護者の支援が必要であり，子どもの発育段階に合わせて個別指導を行う工夫も必要である（図Ⅰ-2-11）．

　歯口清掃は，歯垢染色剤を用いてプラークの染め出しを行い，子ども自身に鏡で磨き残しを観察させることで評価できる．子どもは磨き残しの部位を確認したら，鏡をみながら歯を磨き，染め出されたプラークの色がなくなってきれいになったことを確かめる．プラークが除去された部位をもう一度染め出す「確認染め」を行い，その結果再度染まったところをまた磨き，なぜ磨き残したかを考えて染まらなくなるまで繰り返すと，自分の歯口清掃方法を自己評価し歯口清掃方法を確実に身につけることができる．

　また，歯肉炎の原因がプラークであることから，丁寧な歯磨きによるプラークの除去により，短期間で歯肉炎の改善が実体験できる．このことを利用して，子どもは鏡で歯肉をよく観察し，歯肉炎の色や形を日頃の歯磨きの評価指標とすることができる．

　学校での歯みがきは，課題発見，課題解決型学習を展開することができる（図Ⅰ-2-12）．課題解決の過程として，指導者から教えてもらうのではなく，子ども自身が問題に気づき解決できるブラッシング指導を心がける．そして少年期は発達段階に大きな開きがあるため，それぞれの発達段階に応じた無理のない目標を設定し，段階を追って進めていくことが重要である（表Ⅰ-2-1）．特に学校では，指導する時間が限られるため，目標とする歯の本数を1本にする「1本磨き」など，対象歯を少なく設定し，他の歯は自分で考

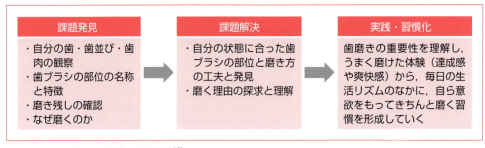

図Ⅰ-2-12 歯磨き指導の展開例[10]

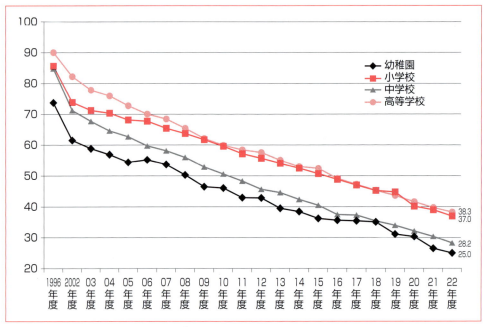

図Ⅰ-2-13 学齢期のう蝕有病者率[6]

え工夫する時間をとるようにすると喜びや達成感が得やすい．

2）う蝕予防

近年，少年期のう蝕は年々減少している[6]（図Ⅰ-2-13）．しかし，少年期の子どものう蝕罹患率は他の疾患と比較して「裸眼視力1.0未満の者」と共に高く[6]，多くの子どもがう蝕を経験している．さらに，多数歯にう蝕がある子どもが一定数いる健康格差やう蝕罹患率の地域差についても重要な健康課題の1つとなっている．萌出直後のエナメル質は未成熟であり萌出してから4年間程度はう蝕感受性が高い[11]．また，少年期は乳歯と永久歯が混在し，交換していくため口腔内が常に変化していることから，6～17歳，すなわち少年期はう蝕の予防を重点的に行う時期である．

う蝕はう蝕原因菌が歯質に付着してプラークを形成し，糖を代謝することで有機酸を産生して歯質の脱灰-再石灰化のバランスが脱灰に傾く疾患である．したがって，細菌，歯（宿主），糖（環境）が要因となっている．また，う蝕は生活習慣，家庭環境，社会環境な

表 I-2-2　我が国のフッ化物応用法

応用法	フッ素イオン濃度	使用頻度	抑制効果
フッ化物洗口	225 ～ 250, 450 ppm　900 ppm	毎日　週 1 回	30 ～ 80％
フッ化物配合歯磨剤	500 ～ 1,500 ppm	毎日	20 ～ 40％
フッ化物歯面塗布	9,000 ～ 19,400 ppm	年に 2 回	30 ～ 50％

ども影響していることから，う蝕予防はこれらの要因をコントロールして多角的に行うことが効果的である．

　フッ化物はう蝕予防効果が科学的に認められている．現在，全身応用として水道水フロリデーション，錠剤または液剤の投与，食塩やミルクなどの食品への添加などがあり，他国では少年期の子どもにも応用されているが，我が国では行われていない．我が国では，局所応用としてフッ化物配合歯磨剤の使用，フッ化物洗口，フッ化物歯面塗布が行われている（表 I-2-2）．

　フッ化物配合歯磨剤はセルフケアによるう蝕予防手段として普及しており，う蝕予防効果は約 30 ～ 40％ である．少年期のフッ化物配合歯磨剤の応用量は年齢に応じたフッ化物イオン濃度と量が望ましいとされており，その使用方法は次のように推奨されている[15]．

①年齢に応じた量の歯磨剤をつける

②磨く前に歯磨剤を歯面全体に広げる

③2 ～ 3 分間歯磨剤による泡立ちを保つような歯磨きをする（とくに歯磨き方法にはこだわらない）

④歯磨剤を吐き出す

⑤10 ～ 15 mL の水を口に含む

⑥5 秒間程度ブクブクうがいをする

⑦洗口は 1 回のみとし，吐き出した後はうがいをしない

⑧その後 1 ～ 2 時間程度は飲食をしないことが望ましい

　また，2023 年 1 月には，日本口腔衛生学会，日本小児歯科学会，日本歯科保存学会，日本老年歯科医学会により「4 学会合同のフッ化物配合歯磨剤の推奨される利用方法」が示されている[16]（表 I-2-3）．

　フッ化物洗口は，簡便で安価であり萌出直後の歯に高い効果が認められていることから，4 歳前後 ～ 14 歳前後までの少年期を中心に長期間応用されることが望ましい[17]．公衆衛生学的手法として応用する場合は，歯科医師の指示のもと施設職員が器材の管理・洗口剤の調製を行う．家庭ではかかりつけ歯科医の指導・処方を受け，歯科診療所もしくは薬局で洗口剤を受けとり，保護者が管理する「医療用医薬品」を用いる方法や，薬局で購入できる「一般用医薬品」を用いる方法がある（表 I-2-4）．薬剤の保管は，直射日光や高温を避ける．希釈前の顆粒状薬剤は劇薬であることから，集団洗口の場合は施設において「薬剤出納簿」を用いて確実に管理する．

　フッ化物洗口の実施にあたり，低年齢の子どもには事前に水で練習させ，決められた時

表Ⅰ-2-3　う蝕予防のためのフッ化物配合歯磨剤の推奨される利用方法（2023年版）[16]

年齢	使用量[※1]	フッ化物濃度[※2]	使用方法
歯が生えてから2歳	米粒程度（1〜2mm程度）	900〜1,000 ppmF	・フッ化物配合歯磨剤を利用した歯みがきを，就寝前を含め1日2回行う． ・900〜1,000 ppmF の歯磨剤をごく少量使用する．歯みがきの後にティッシュなどで歯磨剤を軽く拭き取ってもよい． ・歯磨剤は子どもの手が届かない所に保管する． ・歯みがきについて歯科医師等の指導を受ける．
3〜5歳	グリーンピース程度（5mm程度）	900〜1,000 ppmF	・フッ化物配合歯磨剤を利用した歯みがきを，就寝前を含め1日2回行う． ・歯みがきの後は，歯磨剤を軽くはき出す．うがいをする場合は少量の水で1回のみとする． ・子どもが歯ブラシに適切な量の歯磨剤をつけられない場合は，保護者が歯磨剤をつける．
6歳〜成人（高齢者を含む）	歯ブラシ全体（1.5〜2cm程度）	1,400〜1,500 ppmF	・フッ化物配合歯磨剤を利用した歯みがきを，就寝前を含め1日2回行う． ・歯みがきの後は，歯磨剤を軽くはき出す．うがいをする場合は少量の水で1回のみとする． ・チタン製歯科材料（インプラントなど）が使用されていても，自分の歯がある場合はフッ化物配合歯磨剤を使用する．

・乳歯が生え始めたら，ガーゼやコットンを使ってお口のケアの練習を始める．歯ブラシに慣れてきたら，歯ブラシを用いた保護者による歯みがきを開始する．
・子どもが誤って歯磨剤のチューブごと食べるなど大量に飲み込まないように注意する．
・要介護者で嚥下障害を認める場合，ブラッシング時に唾液や歯磨剤を誤嚥する可能性もあるので，ガーゼ等による吸水や吸引器を併用するのもよい．また，歯磨剤のために食渣等の視認性が低下するような場合は，除去してからブラッシングを行う．またブラッシングの回数も状況に応じて考慮する．
・水道水フロリデーションなどのフッ化物全身応用が利用できない日本では，歯磨剤に加えフッ化物洗口やフッ化物歯面塗布の組合せも重要である．
・どの年齢でも，歯みがきについて歯科医師等の指導を受けるのが望ましい．
※1：写真の歯ブラシの植毛部の長さは約2cmである．
※2：歯科医師の指示によりう蝕のリスクが高いこどもに対して，1,000 ppmF を超える高濃度のフッ化物配合歯磨剤を使用することもある．

間洗口し，飲み込まずに吐き出すことができるか，確認してから開始する．

　洗口は，5〜10mL の洗口液（口腔の容積にあった量）を口に含み，30秒〜1分間程度の「ブクブクうがい」を行う．洗口は誤嚥を防ぐ観点から，必ずうつむき加減で行い，飛沫が飛ばないように，口は閉じて洗口する．担当教員などの施設職員は洗口開始と終了の合図を行うと共に，正しく洗口（ブクブクうがい）ができているか監督する．吐き出しは洗口場で行う方法と，コップに吐き出す方法がある．コップに吐き出す方法は，使い捨てのコップを使い，ごみ袋に回収する．紙コップに吐き出す場合は，（ティッシュペーパーで口を拭いて）ティッシュペーパーを紙コップに入れてから吐き出す方法もある[18]．

　洗口後30分程度は口をゆすいだり飲食をしないようにする（洗口前に水分補給を済ませておく）．

　集団応用において，週1回法で実施している場合は，洗口が終わった段階でポリタンクに残った洗口液は廃棄する．週5回法や週2〜3回法の場合で，洗口液の保管が必要な場合には，洗口液を入れたポリタンクは保健室等の冷蔵庫で管理する．1週間保存した洗口液は廃棄する．洗口液を溶解・保存しておく容器は，フッ化物はガラス成分と反応す

表 I-2-4　フッ化物洗口剤と洗口液の種類 [18]

区分	形態	製品名	販売会社	製品濃度 フッ化ナトリウム（フッ化物イオン）	容量	調製方法	調製時に用いる水の量（mL）毎日法 250(225)ppm用	450ppm用	週1回法 900ppm用	一人あたりの費用（金額は購入方法によるため概算）	味
医療用医薬品	粉末製剤（劇薬指定）	ミラノール顆粒11%	ビーブランド・メディコーデンタル	11%（粉末）	1g包	水で溶解	200	–	–	毎日法250ppm溶液使用の場合概ね月150円	シナモン香料
					1.8g包	水で溶解	–	200	100		
					7.2g包	水で溶解	1440	800	400		
					500g（瓶）	使用濃度に応じて上記を参照し製剤の秤量および対応の水量で溶解					
		オラブリス洗口用顆粒11%	ジーシー昭和薬品	11%（粉末）	1.5g包	水で溶解	300	167	83		わずかに特異なにおいがある
					6g包	水で溶解	–		332		
	液体製剤	フッ化ナトリウム洗口液0.1%「ビーブランド」	ビーブランド・メディコーデンタル	0.1%（450ppm）	250mL	必要に応じて水で希釈	使用薬液量と等量	直接使用	–	毎日法450ppm溶液使用の場合概ね月900円	さわやかなリンゴ味
		フッ化ナトリウム洗口液0.1%「ライオン」	ライオン歯科材	0.1%（450ppm）	250mL	必要に応じて水で希釈	使用薬液量と等量	直接使用	–		シトラスベルモット味
		フッ化ナトリウム洗口液0.1%「ジーシー」	ジーシー昭和薬品	0.1%（450ppm）	250mL	必要に応じて水で希釈	使用薬液量と等量	直接使用	–		青りんご味
		バトラーF洗口液0.1%	サンスター	0.1%（450ppm）	250mL	必要に応じて水で希釈	使用薬液量と等量	直接使用	–		洋ナシ
	ポーションタイプ	オラブリス洗口液0.2%	ジーシー昭和薬品	0.2%（900ppm）	10mL	調製済	30	10	直接使用	週1回法900ppm溶液使用の場合概ね月300円	わずかに特異なにおいがある
第3類医薬品〈フッ化物洗口剤〉	調製済液体製剤	エフコート	サンスター	0.05%（225ppm）	250mL	調製済	直接使用	–	–	毎日法220ppm溶液使用の場合概ね月900円	メディカルクール香料
				0.05%（225ppm）	250mL	調製済	直接使用	–	–		フルーツ香味
		クリニカフッ素メディカルコート	ライオン	0.05%（225ppm）	250mL	調製済	直接使用	–	–		ライチミント

るため，合成樹脂の容器を使用する [18]．家庭では専用瓶を使用すると一人あたり約1カ月の分量になるので，冷暗所に保管しながら使用する．2021年3月現在，全国で14,359施設（施設実施率19.0%），1,573,535人（人数実施率13.2%）が施設における集団応用のフッ化物洗口を実施している．

　フッ化物歯面塗布は高濃度のフッ化物製剤を歯科医師または歯科衛生士が歯面に塗布する方法である．現在，歯科診療所，保健所，市町村保健センター，小学校などで実施されている．萌出直後の歯に行うのがもっとも効果的であることから，少年期は適応年齢とな

り，萌出のつど塗布することが望ましい．フッ化物歯面塗布に用いられる製剤はフッ化物が高濃度であるため，使用量を厳守して，①歯の清掃，②防湿・乾燥，③薬剤塗布，④防湿除去，⑤余剰の薬液の除去の順に行う．塗布後の注意事項として，①口にたまった唾液は吐き出す，②塗布後30分は洗口・飲食を禁止することを指示する，ことがあげられる．フッ化物歯面塗布はそのう蝕予防効果が確認されているが，過信しないよう指導し[19]，他の予防方法も併用するよう指導する．

　う蝕予防としての小窩裂溝塡塞（フィッシャーシーラント）は，う蝕に罹患しやすい臼歯部咬合面や上顎前歯舌側面の小窩裂溝部を小窩裂溝塡塞材により封鎖する．咬合面の解剖学的形態の改善を図り，プラークの停滞を阻止するものであるため，歯（宿主）の要因に対する予防方法であり，う蝕抑制効果は70～90%[20]とされている．また，小窩裂溝塡塞の対象歯はう蝕感受性の高い萌出後5年以内が適応とされており[21]，少年期に相当する．小窩裂溝塡塞の予後は，その保持率と反比例すること[22]から，小窩裂溝塡塞材の破折や脱落を管理することを目的に継続的な定期健診の受診を指導する．

3）歯周病の原因と予防

　歯周病は歯周組織である歯肉，セメント質，歯槽骨，歯根膜に起こる疾患の総称であり，心臓血管疾患・脳血管疾患・糖尿病・早産・低体重児出産のリスクファクターとされている．その原因はおおまかに①細菌性プラークによるもの，②外傷性咬合によるもの，③全身性因子の影響によるもの，④生活習慣の影響によるものに分類[23]できる．少年期にみられる歯周病は，歯肉にその初期症状の炎症が限局した歯肉炎がほとんどであり，一般的にプラークの量が増えることによって発生する．

　しかし，歯周病の発症や進行には個人差があり，プラーク以外の要因，例えば思春期におけるホルモンの変調や，受験勉強に伴う生活習慣や食習慣の乱れ，ストレスなどが増悪因子となることがある[24]．女性ホルモンである卵胞ホルモン（エストロゲン）と黄体ホルモン（プロゲステロン）は思春期になると増加する．これらのホルモンにより，易感染性となり，歯肉の炎症症状である腫れや出血が起こりやすくなる[10, 24]．また，ストレスにより視床下部−下垂体−副腎軸を介して副腎皮質刺激ホルモン放出ホルモンと副腎皮質ホルモン（グルココルチコイド）が分泌され，生体を守る免疫機能が低下し，歯周組織に影響が生じると考えられている[10, 24]．

　さらに，ストレスによる心理的障害（感情障害）は，行動様式が健康を害する方向に変化し，口腔衛生の無関心をまねき，結果として生じるプラークの蓄積が歯肉炎をもたらす[10, 24]．また，喫煙，食生活習慣，糖質の摂取，歯磨き習慣，薬物，栄養状態などの生活習慣も歯周病との関連が認められている．

　令和4年歯科疾患実態調査[25]では歯肉出血がある者の割合が10～14歳は40.2%，15～19歳は34.7%となっている．また，令和4年度学校保健統計調査[6]では専門医による診断が必要な歯肉に炎症がある者は中学生までは年齢と共に増加している（図Ⅰ-2-14）．中学生期は，小学生期のように乳歯から永久歯の交換が行われることもなく，口腔内に対する気づきが希薄化する時期である．健康行動が希薄化すると口腔内は不潔となり歯肉炎の発症から歯肉出血や口臭が出現し，対人関係に影響することもある[12]．

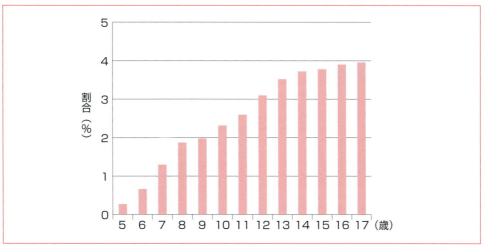

図Ⅰ-2-14 歯肉に炎症がある者の割合（2022年度）[6]
歯肉に炎症があり，専門医（歯科医師）による診断が必要とされた者をいう．小・中・高等学校および中等教育学校については，小・中・高等学校および中等教育学校の歯・口腔の健康診断票において，「歯肉の状態」が「2」（専門医による診断が必要）と判定された者．

　少年期の歯肉炎予防が成人の歯周病予防につながることから，歯肉炎予防のための歯磨きを中心としたセルフケア能力を確立させることが重要である[26, 27]．とくに小学校中学年以上では，『「生きる力」をはぐくむための歯・口の健康づくり』の課題として，歯肉炎や歯周病が取り上げられている（表Ⅰ-2-5）．

　また，「歯科口腔保健の推進に関する法律」に基づき定められた「歯科口腔保健の推進に関する基本的事項（第二次）」（歯・口腔の健康づくりプラン）の目標では，「10歳代における歯肉に炎症所見を有する者の割合」を2032年度に10%にすると設定されており，ライフステージの早い段階から歯周病予防のための取り組みを継続して推進している．

4）歯並び・咬み合わせ

　小学校低学年の前歯部の交換期には，前歯で噛み切る咬断や発音に対し一時的な障害をきたし，前歯部に隙間が生じるため，サ行やタ行などの発音（構音）が影響されやすい．また，上顎前歯はハの字になって萌出し，捻転が生じることもあり外傷を受けやすい．さらに前歯がないために舌を前方へ突出してしまうことから，嚥下時の舌突出癖や前歯部の開咬をまねくことがある．

　小学校中学年から高学年にかけての臼歯部の交換期には，臼歯部が咬合できないことから，臼歯部の接触面積の減少により咀嚼能率が一時的に低下する．

　歯列不正，不正咬合は外観だけでなくプラークコントロールが困難となり，う蝕や歯周病の発生をまねく．しかし少年期は発育成長の途上であることから一時期だけをとらえて「異常」と判断することは難しい．歯列不正，不正咬合の環境的要因として，感染性疾患，栄養障害，内分泌異常などの全身的要因と，歯の萌出・交換の異常，軟組織の異常，口腔習癖，鼻咽腔疾患，顎関節症，外傷，姿勢などの局所的要因がある．吸指癖，舌突出癖，口呼吸などの口腔習癖や頬杖，睡眠態癖などの悪習癖は改善するよう指導する．アデノイ

表 I -2-5　歯・口の健康づくりの課題[10]		

		課題
幼稚園		①よく噛んで食べる習慣づけ ②好き嫌いを作らない食生活の形成 ③食事と間食の規則的な習慣づけ ④乳歯のむし歯予防と管理 ⑤歯・口の清掃の開始と習慣化 ⑥歯・口の外傷を予防する環境づくり
小学校	低学年	①好き嫌いなく，よく噛んで食べる習慣づくり ②規則的な食事と間食の習慣づけ ③第一大臼歯のむし歯予防と管理 ④歯の萌出と体の発育への気づき ⑤自分の歯・口を観察する習慣づけ ⑥食後の歯・口の清掃の習慣化 ⑦休憩時間等での衝突・転倒等による歯・口の 　外傷の予防
	中学年	①好き嫌いなく，よく噛んで食べる習慣の確立 ②規則的な食事と間食の習慣の確立 ③上顎前歯や第一大臼歯のむし歯予防と管理 ④歯肉炎の原因と予防方法の理解 ⑤自分に合った歯・口の清掃の工夫 ⑥歯の形と働きの理解（歯の交換期） ⑦休憩時間等での衝突・転倒等による歯・口の 　外傷の予防
	高学年	①咀嚼と体の働きや健康とのかかわりの理解 ②むし歯の原因とその予防方法の理解と実践 ③第二大臼歯のむし歯予防と管理 ④歯周病の原因とその予防方法の理解と実践 ⑤自律的な歯・口の健康的な生活習慣づくりの 　確立 ⑥スポーツや運動等での歯・口の外傷予防の大 　切さや方法の理解

		課題
中学校		①咀嚼と体の働きや健康とのかかわりの理解 ②歯周病の原因と生活習慣の改善方法の理解と 　実践 ③第二大臼歯および歯の隣接面のむし歯の予防 　方法の理解 ④歯周病や口臭の原因と予防等に関する理解 ⑤自分に合った歯・口の清掃方法の確立 ⑥健康によい食事や間食の習慣，生活リズムの 　確立 ⑦運動やスポーツでの外傷の予防の意義・方法 　の理解と実践
高等学校		①生涯にわたる健康づくりにおける歯・口の健 　康の重要性の理解 ②歯・口の健康づくりに必要な生活習慣（咀嚼， 　規則的な食事と歯・口の清掃等）の確立 ③歯周病の予防の意義と方法の理解と実践 ④自分の歯・口の健康課題への対応 ⑤運動やスポーツでの歯・口の外傷の予防の意 　義や方法の理解と実践
特別支援学校		①歯・口の健康の大切さの理解 ②歯・口の発育と機能の発達の理解 ③歯・口の健康づくりに必要な生活習慣の確立 　と実践 ④むし歯や歯周病の原因と予防方法の理解と実 　践 ⑤障害の状態，発育・発達段階を踏まえた支援 　と管理の実践 ⑥必要な介助と支援の実践 ⑦歯・口の外傷の予防の支援と管理 ＊各学校段階等の課題も参考とする．

ド，副鼻腔炎，アレルギー性鼻炎などの鼻咽腔疾患は口呼吸，口唇閉鎖不全をまねき，開咬や上顎前突の原因となっていることがある．全身疾患はもちろん，これらの局所的疾患についても専門医への相談を勧める．また，乳歯早期喪失の防止や歯の交換期錯誤などと歯列・咬合との関連についても情報提供が必要である．

　しかし歯列不正，不正咬合は，遺伝的要因もあることから，予防対策としての保健指導は難しく，歯科矯正治療は保険適用外となっていることからも，子どもや保護者に対する情報提供の配慮が必要である．歯列不正，不正咬合に対する歯科保健指導では歯・口腔の健康を保持増進するための望ましい口腔の形態や課題に対する理解を促すことが重要である[11]．

5）定期的な歯科検診

　健康日本 21（第三次）では過去 1 年間に歯科検診を受診した者の割合を 2032 年度に 95％ にする目標値を設定している．少年期は口腔内が急激に変化し，う蝕や歯肉炎が発生しやすいことから定期的に歯科医療従事者による歯科健診を受けることが歯・口腔の健康につながる．学校では学校保健安全法第 13 条に基づき，心と体の健康づくりを目指した歯・口腔の健康診断を行っている．歯・口腔の健康診断では，

①健康：異常なし

②要観察：定期的な観察が必要（「CO」「GO」「歯列・咬合の1」あるいは「顎関節の1」と判定された者）

③要精検：歯科医師における精密検査，診断治療が必要（「C」「G」「歯列・咬合の2」あるいは「顎関節の2」と判定された者）

の3段階のスクリーニングが実施されている．教育課程上，健康診断は「特別活動」の学校行事における健康安全・体育的行事に位置づけられ教育活動として実施される．したがって，学校という教育の場で行われる健康診断は，単に疾病や異常の発見だけでなく，子どもが自らの発育，健康状態を把握し，健康の保持増進を図る能力を育成する場となっている[10]．

◈文献◈

1 少年期の歯・口腔の特徴とよくみられる歯科疾患

1) 安井利一ほか．I 編2章 学齢期（日本歯科衛生士会監修．歯科口腔保健の推進に向けて ライフステージに応じた歯科保健指導ハンドブック）．医歯薬出版，2014，27-55.

2) 日本学校保健会．第2章 歯・口の健康づくりの理論と基礎知識（学校歯科保健参考資料「生きる力」をはぐくむ学校での歯・口の健康づくり 令和元年度改訂）．2020，31-56.

3) 日本学校歯科医師会．第2章 学校保健管理（学校歯科医の活動指針 令和3年改訂版）．2021，34-76.

4) 日本小児歯科学会 日本小児における乳歯・永久歯の萌出時期に関する調査Ⅱ─その2. 永久歯について─．小児歯誌．2019; 57（3）: 363-73.

5) 島村和弘．第3章Ⅱ 顎の発育（白川哲夫ほか編．小児歯科学，第5版）．医歯薬出版，2017，38-42.

6) 八若保孝．第7章Ⅲ 小児の歯周組織（白川哲夫ほか編．小児歯科学，第5版）．医歯薬出版，2017，122-3.

7) 尾﨑哲則．第6章4 歯科疾患の疫学 A う蝕の疫学（荒川浩久ほか編．歯科衛生士テキスト口腔衛生学，第4版）．学建書院，2023，124-8.

8) 前野正夫．第4章2 歯質（松久保隆ほか編．口腔衛生学2022）．一世出版，2022，124-5.

9) 安細敏弘．第1編第4章1 う蝕の概念（安井利一ほか編．口腔保健・予防歯科学，第2版）．医歯薬出版，2023，30-9.

10) 天野敦雄．第1編第5章 歯周病（安井利一ほか編．口腔保健・予防歯科学，第2版）．医歯薬出版，2023，57-68.

11) 伊藤博夫．第2編第2章 歯周病予防（安井利一ほか編．口腔保健・予防歯科学，第2版）．医歯薬出版，2023，160-6.

12) Löe H et al. Experimental gingivitis in man. J Periodontol. 1965; 36: 177-87.

13) 吉田明弘．第1編第3章 口腔細菌の病原性（安井利一ほか編．口腔保健・予防歯科学，第2版）．医歯薬出版，2023，16-34.

14) 宮﨑秀夫ほか．口臭症分類の試みとその治療必要性．新潟歯学会誌．1999; 29（1），11-5.

15) 八重垣健．第4章7 口臭（松久保隆ほか編．口腔衛生学2022）．一世出版，2022，144-51.

16) 日本学校歯科医会．生きる力をはぐくむ歯・口の健康づくり推進事業報告書（平成29・30年度，令和元年・2年度，令和3・4年度）

2 生きる力をはぐくむ歯・口腔の健康づくり

1) 野末みほ ほか．小学5年生の学校給食のある日とない日の食事摂取量と食事区分別の比較．栄養学雑誌．2010; 68（5）: 298-308.

2) 農林水産省．第4次食育推進基本計画．https://www.maff.go.jp/j/syokuiku/kannrennhou.html 2023年12月26日アクセス．

3) 厚生労働省．国民健康・栄養調査．http://www.mhlw.go.jp/bunya/kenkou/kenkou_eiyou_chousa.html 2023年12月26日アクセス．

4) 文部科学省．全国学力・学習状況調査．https://www.nier.go.jp/23 chousakekkahoukoku/report/data/23 qn_k.pdf 2023年12月22日アクセス．

5) 児玉浩子ほか．小児の食育と生活習慣病．静脈経腸栄養．2012; 27（5）: 9-13.

6) 文部科学省. 学校保健統計調査. http://www.mext.go.jp/b_menu/toukei/chousa05/hoken/1268826.htm　2023 年 12 月 26 日アクセス.

7) 大関武彦. 小児肥満の診断と治療による成人肥満および合併症への影響について. Pharma Medica. 2012；30（1）：41-5.

8) 児玉浩子ほか. 小児におけるメタボリックシンドロームへの対応のポイント. 日本臨床. 2011；69 増刊 1, 752-7.

9) 柳沢幸江ほか. 食物の咀嚼筋活動量及び食物分類に関する研究. 小児歯誌. 1989；27（1）：74-84.

10) 日本学校保健会. 学校歯科保健参考資料「生きる力」をはぐくむ学校での歯・口の健康づくり　令和元年度改訂. 2020.

11) 日本歯科衛生士会編. 歯科保健指導ハンドブック. 医歯薬出版, 2008, 82-105.

12) Rustogi KN et al. Removal of 48-hour plaque by either brushing with dentifrices or water. J Dent Res. 1994；63（special Issue）：312.

13) Davis WB. Cleaning and polishing of teeth by brushing. Community Dent Oral Epidemiol. 1980；8：237-43.

14) 中垣晴男編. 新看護学生のための歯科学. 医歯薬出版, 2008, 47-8.

15) 日本口腔衛生学会フッ化物応用研究会編. う蝕予防の実際　フッ化物局所応用実施マニュアル. 社会保険研究所, 2017. 78-86.

16) 日本口腔衛生学会ほか. 4 学会合同のフッ化物配合歯磨剤の推奨される利用方法（2023 年版）. https://www.kokuhoken.or.jp/jsdh/news/2023/news_230303.pdf　2023 年 12 月 26 日アクセス.

17) フッ化物応用研究会編. う蝕予防のためのフッ化物洗口実施マニュアル. 社会保険研究所, 2003, 6-12.

18) 厚生労働省. フッ化物洗口マニュアル（2022 年版）. https://www.mhlw.go.jp/content/001037973.pdf　2023 年 12 月 26 日アクセス.

19) フッ化物応用研究会編. う蝕予防のためのフッ化物歯面塗布実施マニュアル. 社会保険研究所, 2007. 7-18.

20) 予防歯科臨床教育協議会編. 予防歯科実践ハンドブック. 医歯薬出版, 2004, 100-1.

21) 松久保隆ほか. 口腔衛生学 2012. 一世出版, 2013, 283-8.

22) 髙木裕三ほか編. 小児歯科学, 第 4 版. 医歯薬出版, 2011, 176-8.

23) 日本歯周病学会. 歯周治療のガイドライン 2022. 医歯薬出版, 2022, 10-20.

24) 安井利一ほか編. 学校歯科保健の基礎と応用. 医歯薬出版, 2001, 119-31.

25) 厚生労働省. 令和 4 年歯科疾患実態調査. http://www.mhlw.go.jp/toukei/list/62-17 c.html　2023 年 12 月 26 日アクセス.

26) 日本歯周病学会健康サポート委員会監修. 生涯を通じての歯周病対策―セルフケア, プロフェッショナルケア, コミュニティケア―. 日歯周誌. 2012；54（4）：352-74.

27) 鴨井久一ほか. Preventive Periodontology. 医歯薬出版, 2007, 137-41, 152-6.

3章 妊産婦期

❶ 妊産婦期の歯・口腔の特徴とよくみられる歯科疾患

1．妊娠期と歯周病

1）妊娠関連歯肉炎

(1) 歯肉炎の病態

　妊娠中に発症する歯肉炎を妊娠関連歯肉炎，もしくは妊娠性歯肉炎という．発症率は30～100％と文献により差はあるものの，比較的多くの妊婦に認められる．妊娠中期（図Ⅰ-3-1），つまり妊娠14週以降に症状が現れやすいが，それ以前から発症する妊婦もいる．前歯部の歯肉に認められる場合が多く，辺縁歯肉が赤く腫脹し，易出血性となる．歯肉の形態には増殖傾向が現れやすく，歯間乳頭が長く伸びたり，球状に腫脹したり，歯肉辺縁が全体に厚みを増したような所見が認められる（図Ⅰ-3-2，3）．

　歯肉炎の原因はプラークであり，妊娠に関連した女性ホルモンの増加が修飾因子として

	最終月経 初日		分娩予定日 ↓
妊娠週数	0～13週	14～27週	28週～　　40週
妊娠区分	妊娠前期	妊娠中期	妊娠後期

図Ⅰ-3-1　妊娠週数と妊娠区分

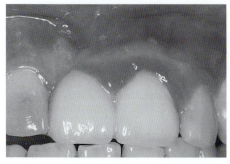

図Ⅰ-3-2　妊娠関連歯肉炎（上顎前歯部）

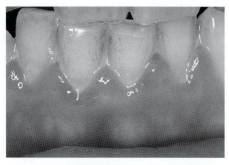

図Ⅰ-3-3　妊娠関連歯肉炎（下顎前歯部）

関与している．つわり等で歯磨きが困難となり，プラークが蓄積したために歯肉炎を発症する場合もあるが，妊娠前と同じように歯磨きをしている場合でも，プラークコントロールが不十分な部位に発症しやすい．

妊娠関連歯肉炎の治療は一般的な歯肉炎と同様であり，まずは口腔清掃指導を行い，必要に応じて歯面清掃やスケーリング等の処置を行う．出産後に歯肉炎の症状は改善しやすいが，子育てによって多忙となり歯磨きがおろそかになりやすいため，患者には妊娠時だけでなく，出産後のプラークコントロールの重要性についてもよく説明する必要がある．

(2) 女性ホルモンの影響

口腔内の状態に影響を及ぼす女性ホルモンは，性ステロイドホルモンであるエストロゲン（卵胞ホルモン）やプロゲステロン（黄体ホルモン）である．これらのホルモンは通常卵巣から分泌されるホルモンであるが，妊娠時には胎盤から分泌されるようになり，出産直前までその量は増大する（図Ⅰ-3-4）[1]．その変化量は，エストロゲンの一種であるエストラジオールにおいて約100倍，プロゲステロンでは約10倍であり，増加したホルモンは，胎児への拒絶反応を抑制し，出産や授乳に備えるために妊婦の全身に作用する．

唾液中においてもこれらのホルモン量は増加し，口腔内細菌叢に影響を与える．また，女性ホルモンは口腔組織にも受容体が存在するため，口腔内の細胞や脈管系にも影響を与える．

口腔内細菌叢の変化では，女性ホルモンを発育素メナジオンの代わりに利用できるグラム陰性嫌気性桿菌の *Prevotella intermedia* が増加しやすいとの報告がある一方[2]，*Prevotella intermedia* だけではなく，その他の歯周病原細菌である *Porphyromonas gingivalis* や *Tannerella forsythia* などが増加するとの報告もある[3]．組織学的な変化としては，歯肉の血管拡張や透過性の亢進，新生毛細血管の増加，歯肉の角化状態減少などがあげられる[4]．

妊婦の免疫機能は，胎児を排除しないように全身的に抑制傾向にあるため，好中球の遊走能や貪食能が低下したり，マクロファージの免疫応答が減弱したりする．プラークの存

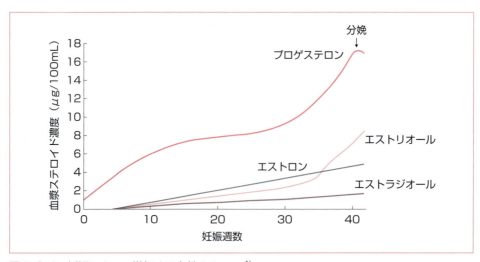

図Ⅰ-3-4　妊娠によって増加する女性ホルモン[1]

在と共にこれらの口腔内のさまざまな変化によって，妊婦には歯肉炎が起こりやすい状況になっている．

2）妊婦の歯周炎

妊娠することで歯肉炎は起こりやすくなるものの，付着の喪失が生じて歯周炎に進展することは通常ない．ただし，妊娠前から歯周炎のある妊婦においては，妊娠期に病態が進行しやすい傾向がある．歯肉炎で認められる仮性ポケットではなく，真性ポケットの数が妊娠中に増加し，妊娠前から存在していた歯周ポケットが深くなりやすいとの報告がある[5]．

自覚症状では，歯肉の発赤，腫脹，出血などの他に，歯の動揺や咬合時の違和感を訴える場合が多い．視診において歯肉に明らかな変化が認められない場合でも，プロービングによって歯周ポケットの深さを確認する必要がある．我が国においては，第1子を出産する妊婦の平均年齢が30.9歳と30歳を超えていることから（2022年統計），年齢的にも慢性歯周炎の存在には注意が必要である．

また，妊娠前から罹患している侵襲性歯周炎が進行した場合には，咬合時の疼痛等によって，妊婦にとって大切な食事にまで支障が生じることもある（図Ⅰ-3-5）．妊娠中の歯周炎治療は非外科的な処置を基本とするが，抜歯が治療の選択肢となる場合には，妊婦の体調が比較的安定している妊娠中期に行うことを検討する．

付着歯肉に茶褐色か黒褐色の着色が認められる場合は，妊婦が喫煙していた可能性が考えられる．妊娠を機に禁煙している場合もあるが，胎児への悪影響はもちろん，歯周炎の治療という面からも喫煙の害を説明し，喫煙を継続している場合には禁煙を指導，支援する必要がある（4章3参照）．

妊婦の歯周炎は早産（22週0日から36週6日の出産）や低体重児出産（2,500ｇ未満）と関連するとの報告がある．歯周病は慢性の感染症であり，歯周組織における炎症性サイトカインが血行を介して分娩誘発物質の濃度を上昇させていることや，歯周病原細菌の感

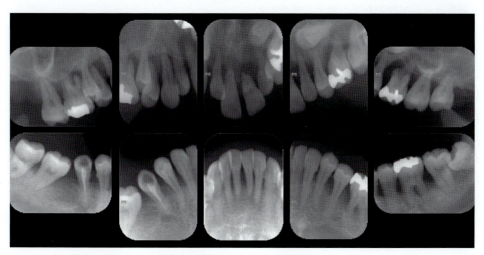

図Ⅰ-3-5　妊婦に認められた侵襲性歯周炎のエックス線画像

染が胎盤を通じて胎児にも生じることがその機序として考えられている．歯周病と早産，低体重児出産との関連についてはさまざまな報告があるが，レビュー論文においては，歯周病であると早産や低体重児出産のリスクが約2倍程度になるとしている[6]．2012年に改訂された母子健康手帳においても，「歯周病は早産等の原因となることがあるので注意し，歯科医師に相談しましょう」との記載がある．ただし，歯周治療を行うことによって早産や低体重児出産を予防できるかどうかについては，そのエビデンスがはっきりと確立されていないのが現状である．

2．妊娠性エプーリス

口腔粘膜に生じる良性の限局性腫瘤を総称してエプーリスといい，妊娠に関連したものを妊娠性エプーリスという（図I-3-6）．妊娠性歯肉炎と同様に好発部位は前歯部歯肉であり，妊娠中期頃に妊婦の1～5%に生じるとされる．主とする組織像による分類では，血管成分の増生を示す血管腫性や肉芽腫性のエプーリスが多く，腫瘤は赤みを帯び，易出血性で弾性軟である．

出産後には著明に退縮することが多いため，一般的には経過観察を行うが，腫瘤が大きくなり，妊娠中の食事などに支障が出る場合には切除することもある．ただし，妊娠中に切除を行っても再発する場合もある．女性ホルモンの増加によるコラーゲン代謝の変化と，プラークや局所刺激が重なることが発症原因の1つとして考えられているが，不明な点も多い．定期的に状態を観察すると共に，プラークコントロールを的確に行うことが推奨される．

3．妊娠期とう蝕の増加

1）口腔内環境の変化

妊娠すると，妊娠初期には悪心や嘔吐など，いわゆるつわりの症状が出現する．つわりは程度の差はあるものの，妊婦の多くが経験するものであり，妊娠4～8週に始まり，14～16週頃までには自然消失する．それ以降でも症状が軽快しない場合には妊娠悪阻と診断され，医学的介入を要する場合もある．

つわりになると，歯ブラシを口に入れることが困難になることがあり，プラークが蓄積しやすい．また，つわり時には一度に必要量の食事がとれなかったり，空腹時に悪心を起こしやすかったりする場合もあることから，少量頻回の食事となりがちである．嗜好に変化のみられる妊婦もおり，比較的酸味や甘味を好む傾向が強くなる．つわり症状が重度で，頻回に嘔吐がある場合には，前歯部口蓋側や舌側の歯面が脱灰されやすい状況となる．

つわりが消失しても，妊娠中期以降になると徐々に子宮が増大し，胃部が圧迫されることで多くの食事ができなくなり，間食が増加する傾向がある．唾液の粘つきや口腔乾燥を自覚する妊婦もいる．その他，女性ホルモンのプロゲステロンには平滑筋弛緩作用があるため，胃内容物の食道への逆流が起こりやすくなり，口腔内は酸性に傾きがちとなる．

このように妊娠中は，口腔内にう蝕のできやすくなる要因が多く存在するため，妊娠初期からの注意が必要である（図I-3-7）．妊婦にはう蝕の発生しやすい状況をわかりやすく説明し，体調に合わせたプラークコントロールを指導する．妊娠中は心身共に不安定な

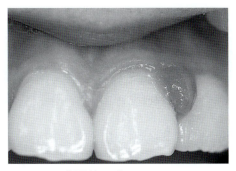
図Ⅰ-3-6　妊娠性エプーリス

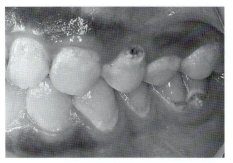
図Ⅰ-3-7　妊婦に認められた歯頸部のう蝕

時期でもあるため，押しつけの指導ではなく，妊婦の不安に配慮しながら，実行可能なセルフケアについて話しあっていく姿勢が大切である．

食事指導においても，妊婦は頻回な食事によって必要な栄養を摂取している場合があるので，間食をすべて禁止するような指導は控え，間食の内容や歯磨きの時間帯などで工夫できる点について話し合うことが必要である．

2）ミュータンスレンサ球菌の伝搬

う蝕の原因菌であるミュータンスレンサ球菌は唾液を介して子どもに伝搬することが知られている．妊婦自身をはじめ，周囲の家族がう蝕を治療し，プラークコントロールをより確実に行うことが子どものう蝕を防ぐための感染源対策となる．子どもが2歳になるまでにミュータンスレンサ球菌を感染，定着させないことが，その後の子どものう蝕発生を少なくするポイントとされているため[7]，子どもに噛み与えをするなど，多量の唾液が接するようなことは避け，感染経路をなるべく少なくするように指導する．ただし，唾液の接触を完全に避けることは子育てにおいて困難であるため，そのことであまり神経質にさせないよう，指導には配慮が必要である．

妊婦がキシリトールガムを摂取することにより，子どもへのミュータンスレンサ球菌感染を少なくし，また感染時期を遅らせる効果のあることが報告されている[8]．プラークコントロールやフッ化物に加え，キシリトールを応用することは，妊婦のう蝕予防，ならびに子どもへのミュータンスレンサ球菌伝搬を防ぐための1つの手段となる．

2　母体栄養および胎児発育のための食生活

1．歯の形成に必要な栄養素

1）カルシウム

カルシウムは，胎児の歯や骨をつくるのに重要な栄養素である．またカルシウムの不足は，母親の低カルシウム血症，けいれん，骨粗鬆症，高血圧，アレルギー，自己免疫疾患などの原因になる．ただし，妊娠中は活性型ビタミンDや女性ホルモンのエストロゲンが増加し，カルシウムの吸収率が上昇するため，余分に摂取する必要はない．一般に，カルシウムの推定平均必要量は，18〜49歳で550 mg/日である．ただし，通常でもカル

シウムの摂取量が不足している人が多いことから，妊娠中は意識的に摂取するほうがよいとされている．妊娠高血圧症候群（PIH）などが原因で胎盤機能が低下している場合は，カルシウムの吸収率は増加しないため，付加が必要である．

　母親が摂取したカルシウムは胎児に貯蓄され，母体の骨量は生理的に減少する．出産後，母乳中のカルシウムは母体骨由来であるため，カルシウム摂取のいかんに関わらず，母体の骨量は減少する．しかし，授乳終了後半年で骨量は回復する．

2）ビタミンD

　ビタミンDは，カルシウムの吸収を促進することから，妊娠中は需要率が高くなる．ただし，妊娠中は胎盤からビタミンDが産生されることや，付加量を策定するだけのデータがないという理由から，妊婦，および授乳婦におけるビタミンDの食事摂取基準の目安量は，18歳以上の目安量と同量の8.5 μg/日となっている．ビタミンDは紫外線により活性化されるため，日光曝露が少ないと胎児の骨形成に異常をきたす場合があり，適度な日光浴が推奨されている．出産後は，母乳のみではビタミンDが不足しやすく，子どもの骨形成に異常をきたす可能性がある．

　一方，ビタミンDを過剰に摂取した場合，母親では高カルシウム血症や腎障害が，子どもには精神発達遅滞，成長遅延，骨形成異常の影響がある．また不足した場合では，母親には骨粗鬆症，妊娠高血圧症候群が，子どもにはくる病，骨形成不全などの影響がある．

3）ビタミンA（レチノール）

　ビタミンAは，胎児の皮膚や粘膜の形成に必要とされる．ビタミンAの推定必要量は，18〜29歳で450 μgRAE/日，30〜49歳で500 μgRAE/日であり，妊娠後期には60 μgRAE/日，授乳時には300 μgRAE/日の付加が必要である．ビタミンAの過剰摂取により，母親には頭痛，嘔吐，下痢，脳圧亢進，めまい，骨粗鬆症が，子どもには水頭症や口蓋裂などの催奇形の影響がある．一方不足した場合，母親には夜盲症，易感染状態の影響があり，子どもには成長不良，骨・歯の発育不良や変形などの影響がみられる．

2. カフェイン，飲酒，喫煙のリスク

　胎児の器官形成期には，発育への影響に注意すべき因子が多くある．ウイルスや薬剤，放射線，高血糖などは催奇形因子の代表的なものであるが，そのほか，歯科領域からは，とくにカフェインや飲酒，喫煙について保健指導を行うことが大切である．

1）カフェイン

　カフェインの胎児への影響には，流産や2,500 g未満の低出生体重児がある．低出生体重児は，出生直後には呼吸器官や哺乳能力などの未発達のため，一定期間保育器の中で医療管理され，体外で生活するために必要な器官の発達を促す必要がある．

　カフェインを含有している食品としてはコーヒーが代表的であるが，ほかにも烏龍茶や紅茶など，多くの食品に含まれている．完全に摂取しないようにすることは難しいが，意

識してそのような食品を避けるようにする.

2）飲酒

　アルコールの摂取も控えるべきである．飲酒する母親の早産リスクは，そうでない母親の3倍という報告がある[9]．アルコールの過剰摂取は，胎児の中枢性の機能障害や奇形を起こす胎児性アルコール症候群（FAS）や胎児性アルコール・スペクトラム症候群（FASD），先天異常（心疾患・関節の形成異常），低出生体重児などの原因となる．とくに大量の飲酒によるアルコール摂取は，葉酸の吸収・代謝を妨げる．そのため，葉酸不足からDNA合成阻害となり，それが原因で神経管の閉鎖不全による先天奇形（二分脊椎）が起こる可能性が高まる.

3）喫煙

　喫煙により，母体にニコチンや一酸化炭素が吸収され，血管が収縮し血流が悪くなる．また，血液中の酸素不足が起こることにより，胎児の成長に必要な栄養が十分に胎児にいきわたらず，流産や早産，早・前期破水，常位胎盤早期剝離，低出生体重児，胎児機能不全（胎児仮死）の原因となるため，母親本人や配偶者（家族）の禁煙を徹底すべきである．本人が喫煙しなくても，家族等からの受動喫煙にも注意が必要である.

　歯周炎に罹患している母親の早産のリスクは7倍というAguedaら[9]の報告があり，喫煙は歯周病のリスク因子であることからも，徹底した禁煙支援と共に，口腔衛生管理による歯肉炎・歯周炎の予防も行う.

3　口腔の特徴と状況に応じた口腔清掃法 (4章2参照)

1. つわり時の洗口液やガムの活用

　つわり時には悪心や嘔吐が生じやすく，歯ブラシを口腔内に入れるとえずいてしまい，思うように歯磨きができない場合がある．このようなときに歯磨きを楽にする唯一の解決策はないため，さまざまな方法を試してもらい，そのなかでそれぞれの妊婦にあった方法をみつけていくこととなる．一般的には，歯ブラシのヘッドを小さめのものにしたり，歯磨剤の味を変えたり，歯磨剤を使用しないようにするなどの対策がある．その他，歯磨きをするときに下を向いて咽頭への水分流入を少なくしたり，歯ブラシの時間を食後に限定せずに，悪心が落ち着いている時間帯にシフトしたりするなどの工夫がある.

　洗口液は，歯磨きができない場合，または歯磨きを補助するために活用を検討する．洗口液はフッ化物やクロルヘキシジン含有のものを選び，1日に数回ぶくぶくうがいを行うようにする．つわりで嘔吐がある場合には，歯の脱灰を防ぐために嘔吐後にも洗口液を使用する.

　ガムは噛むことによる唾液分泌促進効果や，清涼感が得られるといった効果がある．ただし，砂糖含有のガムを常に噛むようなことはカリエスリスクを高めることとなるので望ましくない．ガムを選ぶ場合にはキシリトール50％以上の製品を選ぶようにし，う蝕予防には1日に5〜10gを食後などの3〜5回に分けて摂取するとよい．3カ月以上キシ

リトールを継続して摂取することにより，ミュータンスレンサ球菌の数が減少し，菌自体のう蝕原性が低下するなどの変化が現れる．

洗口液やガムはあくまで歯磨きの補助であり，プラーク自体を除去するものではないことを妊婦に説明し，できるだけ機械的にプラークを除去するように指導する．

2. 歯ブラシの選択

歯ブラシはヘッドの小さめのものを選ぶと，つわり時にでも比較的受け入れられやすく，細かい部分まで磨きやすい．ブラシ部が小さいだけでなく，ブラシの背の部分が薄く設計されているものは，上顎臼歯部頬側などの狭く歯ブラシを入れにくい部位にでもアプローチしやすく，舌側を磨く際にも違和感が少ない．毛の硬さは，磨くときにとくに歯肉の痛みがなければ，普通の硬さのもののほうが軟らかめのものより効率的にプラークを除去できる．う蝕予防にフッ化物配合歯磨剤を使用するのが効果的であるが，歯磨剤の味や匂いで気分が悪くなるような場合は無理をしないようにする．

妊婦の歯肉は歯肉炎の存在や女性ホルモンの影響により易出血性であるため，指導の際には，出血しても心配せずに歯磨きをして，プラークを取り除くことが大切なことを説明する．

3. 補助清掃用具の活用

隣接面のプラークは歯ブラシだけでは磨き残してしまう場合が多いため，デンタルフロスの使用を勧める．歯間部が開いている場合には歯間ブラシの使用が効率的ではあるが，妊婦の年齢において歯肉退縮している部位が少ないことや，歯肉炎による仮性ポケットが存在する場合もあることから，デンタルフロスのほうが活用しやすい．

デンタルフロスは指に巻いて使用するタイプと，柄付きの器具にデンタルフロスが張ってあるタイプがあるが，柄付きのタイプのほうが手指を口腔内に入れることが少なくてすむため，口の中が敏感になっている妊婦には使いやすいと考えられる．デンタルフロスはスライドさせながら歯間部に挿入し，左右両隣接面のプラークを意識して除去するようにする．歯肉炎による仮性ポケット内のプラークも，デンタルフロスを意識して歯面にあてて使用することにより取り除くことができる．

ワンタフトブラシは毛束が小さく，ネックの部分が屈曲しているため，歯ブラシによる清掃が困難な最後臼歯の遠心部や叢生のある部位の清掃に優れている．つわりで歯ブラシを口腔内に入れることができない場合でも，違和感の少ない補助清掃器具の使用ができれば，プラークの蓄積しやすい場所のプラークを少なくすることができて効果的である．

4. プロフェッショナルケア

妊婦の口腔内は前述のようにう蝕や歯肉炎に罹患しやすい状況にある．まず大切なのは，妊婦自身がそのリスクを認識し，セルフケアを行うことである．歯科医師や歯科衛生士によるプロフェッショナルケアは，妊婦のセルフケアを補完し，支援するという位置づけにある．妊婦に対するプロフェッショナルケアの第一目的は，妊娠期間中に妊婦の口腔を健康な状態に保つことであるが，産後においても，また産まれてくる子どもにおいても

口腔の健康が保てるように動機づけを行うことが大切である.

　口腔清掃指導においては，プラークの染め出しを行い，どの部位が磨きにくいのかを妊婦と共に確認し，歯ブラシや補助清掃器具の使用方法について指導する．妊婦ではつわりなどで歯磨きを長時間行うことが困難な場合もあるので，プラークが蓄積しやすい部位から先に磨いて，短時間で歯磨きを終えるような工夫も必要となる．妊娠は女性にとって大きなライフイベントであり，さまざまな不安をかかえやすい時期でもあるため，妊婦の性格や価値観，ライフスタイルなどを見極めながら，無理のない方法を選択していくことが大切である.

　隣接面や叢生など，セルフケアが困難な部位に対して定期的にPTC（Professional Tooth Cleaning）を行うことは，う蝕や歯周病の予防に効果的である．PTCを行うことは，単にプラークを除去するだけではなく，歯科医院に定期的に通院することによって，口腔への関心を保ち，産後においても口腔の健康を意識してもらうためのよい機会となる.

　PTCを行う期間は，妊婦の体がもっとも安定している妊娠中期に限らず，体調がよければ16週以前や28週以降においても可能である．ただし，妊娠後期には仰臥位により，増大した子宮が下大静脈を圧迫し血圧低下を生じる場合があるので長時間にならないよう注意が必要である．また，腰椎の彎曲も強くなってくるため，妊婦には楽な姿勢を聞いて，タオルなどを用いてポジションを調整できるような準備が必要である.

　妊婦によっては，妊娠後期に里帰りして通院できなくなる場合もあるため，どのような間隔でいつまで通院が可能か，産後はどのようにするかなどの目安を話し合い，計画を立てておくとよい．妊婦が歯科受診を機に口腔内への関心を高め，出産後も歯科との継続的な関わりを保てるような関係づくりが大切である.

●文献●

1) Gilian Pocock et al, 岡野栄之ほか監訳. オックスフォード・生理学, 原著第3版. 丸善, 2010, 515-6.
2) Kornman KS et al. The subgingival microbial flora during pregnancy. J Periodontal Res. 1980; 15: 111-22.
3) Adriaens LM et al. Does pregnancy have an impact on the subgingival microbiota? J Periodontol. 2009; 80(1): 72-81.
4) Amar S et al. Influence of hormonal variation on the periodontium in women. Periodontol 2000. 1994; 6: 79-87.
5) Lieff S et al. The oral conditions and pregnancy study: Periodontal status of a cohort or pregnant women. J Periodontol. 2004; 75(1):116-26.
6) Chambrone L et al. Evidence grade associating periodontitis to preterm birth and/or low birth weight：I. A systematic review of prospective cohort studies. J Clin Periodontol. 2011; 38: 795-808.
7) Alaluusua S et al. Streptococcus mutans establishment and dental caries experience in children from 2 to 4 years old. Scand J Dent Res. 1983; 91: 453-7.
8) Nakai Y et al. Xylitol gum and maternal transmission of mutans streptococci. J Dent Res. 2010; 89: 56-60.
9) Agueda A et al. Association between periodontitis in pregnancy and preterm or low birth weight：Review of the literature. Med Oral Patol Oral Cir Bucal. 2008; 13(9): E609-15.
10) 井上裕美ほか監, 医療情報科学研究所編. 病気がみえる vol.10 産科, 第2版. メディックメディア, 2010, 26, 73, 75.
11) 倉治ななえ ほか監. マタニティ歯科外来～命を育む女性の口腔保健のために～. わかば出版, 2012.
12) 川辺良一ほか編. 口腔内の病変・異常に気づく観察眼を養おう. デンタルダイヤモンド社, 2013.
13) 厚生労働省. 日本人の食事摂取基準（2020年版）. https://www.mhlw.go.jp/content/10904750/000586553.pdf 2024年5月8日アクセス.

4章　青年期・壮年期

1　青年期・壮年期の歯・口腔の特徴とよくみられる歯科疾患

1．青年期・壮年期のう蝕と歯周病

　青年期（11〜24歳）・壮年期（25〜44歳）は，10歳代から40歳代半ばまでのライフステージである．40〜44歳の一人平均現在歯数は27.9本で，壮年期までの歯の喪失はほとんどないが，65〜69歳では23.8本，80〜84歳では15.6本と減少する．

　10〜44歳までのう蝕をもつ者の割合の年次推移は，1993年から2022年までの6回の歯科疾患実態調査で減少傾向を示すが，45歳以上では増加傾向を示す．10〜14歳のう蝕をもつ者の割合は約30％であるが，35〜44歳では約95％と年齢を増すごとに増加傾向を認める（図Ⅰ-4-1）．

　歯周病に関して，歯肉出血を有する者の割合は，34.7％〜52.4％で，加齢と共に増加あるいは減少する傾向は認められない．4mm以上の歯周ポケットをもつ者の割合は高齢になるにつれて増加し，40〜44歳で35.3％，75〜79歳で60.5％と2022年の調査結果は2016年に比べて増加している（図Ⅰ-4-2）[1]．

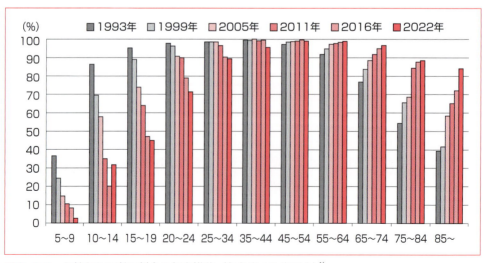

図Ⅰ-4-1　う蝕をもつ者の割合の年次推移（永久歯：5歳以上）[1]

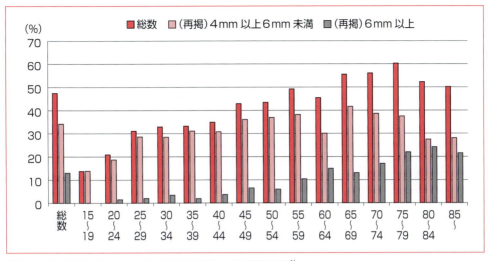

図Ⅰ-4-2　歯周ポケットを有する者の割合，年齢階級別[1]

2. 生活習慣病による影響

　青年期・壮年期は社会的自立の時期であることから，健康に関する自己管理能力が重要となる．学業や仕事の忙しさから，健康管理の時間が減少し，う蝕や歯周病の罹患率の増加や，喫煙，ストレス，栄養等の環境因子の影響で，生活習慣病を発症する時期でもある．夜遅くの食事や飲酒などの食習慣の乱れは，肥満やメタボリックシンドロームにつながり，基礎代謝量は加齢と共に低下するため，壮年期以前までと同様の食生活を続けると，エネルギー量の過剰摂取となる．肥満やメタボリックシンドロームは過食や運動不足など，悪い生活習慣の積み重ねが原因となって生じ，歯周病との関係がクローズアップされていることから，生活習慣病の予防および改善が重要である[2]．

　歯周病と全身疾患の関係のなかで，とくに糖尿病との関係はエビデンスが多く，慢性炎症疾患である歯周病が糖尿病自体の血糖コントロールに及ぼす影響から，糖尿病と歯周病は双方向に関係すると考えられている．歯周炎が重症化すると，炎症性サイトカインの1つである腫瘍壊死因子（Tumor Necrosis Factor-α：TNF-α）が増加し，インスリン感受性細胞のTNF-α受容体に結合し，インスリンの働きが妨げられる．歯周治療で歯周組織の炎症が減少し，TNF-α濃度が低下すると，より少ないインスリン量で効率よくグルコースを取り込むことができ，血糖値の低下につながる．歯周病に関しては，セルフケアによるプラークコントロールに加えて，歯科医院でのプロフェッショナルケアが今後重要になると思われる[3]．

　青年期・壮年期における食事のなかで，欠食が多いのは朝食であり，女性よりも男性で朝食の欠食が多い（図Ⅰ-4-3）．遅い時間までの仕事で夕食と就寝時刻が遅くなり，翌朝の疲れから，朝食が欠食となる．朝食は1日の原動力となるため，働き盛りの青壮年の朝食の欠食は重大な問題である．欠食は生活のリズムを乱し，栄養素の摂取不足から貧血をまねくこともある．過去の生活に朝食の欠食が定着している場合は，改善には時間がかかるが，朝食を食べる習慣をつけ，食生活を改善することが，生活習慣病の予防および改

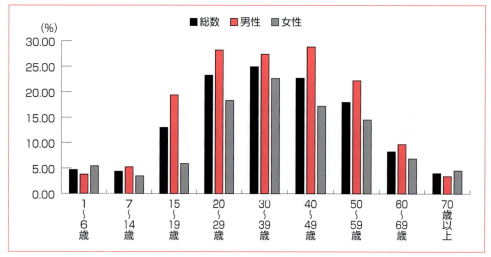

図Ⅰ-4-3　朝食欠食の割合 年齢階級別[4]

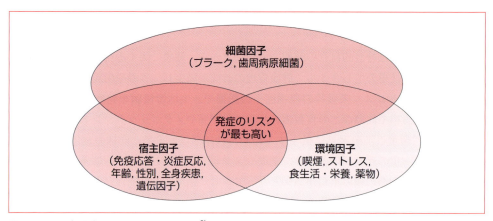

図Ⅰ-4-4　歯周病のリスクファクター[3]
細菌因子，宿主因子，環境因子の3つに分類される．

善，歯周病の予防にもつながる[4]．

3. 歯周病のリスクファクター

　歯周病のリスクファクターは，細菌因子，宿主因子，環境因子の3つに分類される．細菌因子は，バイオフィルム中の歯周病原細菌と歯周病原細菌が産生する病原因子である．宿主因子は局所的因子と全身的因子に分かれ，局所的因子には，プラークリテンションファクター，炎症増悪因子，外傷性因子等が，全身的因子には，加齢，性別，全身疾患，遺伝因子等が含まれる．環境因子には，喫煙，ストレス，栄養障害，薬物，肥満等が含まれる（図Ⅰ-4-4）[3]．

　正常な歯肉は，薄いピンク色で，歯間乳頭歯肉は硬く引き締まり，歯と歯肉の間に浅い歯肉溝が認められる（図Ⅰ-4-5）．

　歯肉炎では，乳頭歯肉や辺縁歯肉に限局した発赤，腫脹と出血を認める（図Ⅰ-4-6）．

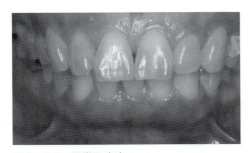
図Ⅰ-4-5　正常な歯肉
薄いピンク色で，遊離歯肉溝とスティップリングが認められる．

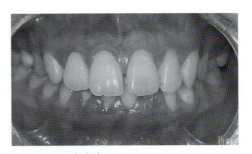
図Ⅰ-4-6　歯肉炎
下顎前歯部歯肉に発赤，腫脹が認められる．

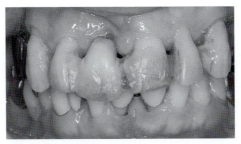
図Ⅰ-4-7　歯周炎
上顎的に発赤，腫脹と歯槽骨吸収が認められる．

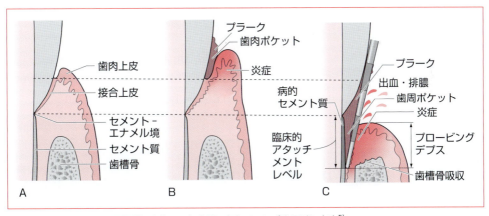
図Ⅰ-4-8　正常な歯周組織（A）と歯肉炎（B）および歯周炎（C）[5]

　アタッチメントロス（歯槽骨吸収および歯根膜の破壊）を伴わない歯肉組織に限局した炎症性病変で，プラーク性歯肉炎，非プラーク性歯肉病変，歯肉増殖に分類される．
　歯周炎では，上皮付着の破壊から歯周組織に炎症が波及し，アタッチメントロス（歯槽骨吸収および歯根膜の破壊）が生じ，歯肉の発赤，腫脹，出血，歯の動揺や移動を認め，進行した歯周炎では抜歯に至る．慢性歯周炎，侵襲性歯周炎，遺伝疾患に伴う歯周炎に分類される（図Ⅰ-4-7，8）[5]．

4. 歯周炎の新分類

　2017年の「World Workshop on the Classification of Periodontal and Peri-im-

歯周炎のステージ		ステージ I	ステージ II	ステージ III	ステージ IV
重症度	歯間部の最も大きな CAL	1〜2 mm	3〜4 mm	≥5 mm	≥5 mm
	エックス線画像上の骨吸収	歯根長 1/3 未満 (<15%)	歯根長 1/3 未満 (15〜33%)	歯根長 1/3 を超える	歯根長 1/3 を超える
	歯の喪失	歯周炎による喪失なし		歯周炎により 4 本以内の喪失	歯周炎により 5 本以上の喪失
複雑度	局所	最大プロービングデプス 4 mm 以内 主に水平性骨吸収	最大プロービングデプス 5 mm 以内 主に水平性骨吸収	ステージ II に加えて：プロービングデプス 6 mm 以上 3 mm 以上の垂直性骨吸収 根分岐病変 2〜3 度 中程度の歯槽堤の欠損	ステージ III に加えて：複雑な口腔機能回復治療を要する以下の状態 咀嚼機能障害 二次性咬合性外傷（動揺度 2 度以上）重度の歯槽堤欠損 咬合崩壊・歯の移動・フレアアウト歯数 20 本（10 対合歯）未満
範囲と分布	ステージに記述を加える	それぞれのステージにおいて拡がりを，限局型（罹患歯が 30％未満），広汎型（同 30％以上），または大臼歯／切歯パターンかを記載する			

ver. 20220208

CAL：クリニカルアタッチメントロス

図 I -4-9　歯周炎のステージ分類の概要 [5]

歯周炎のグレード			グレード A 遅い進行	グレード B 中程度の進行	グレード C 急速な進行
主な基準	進行の直接証拠	骨吸収もしくは CAL の経年変化	5 年以上なし	5 年で 2 mm 未満	5 年で 2 mm 以上
	進行の間接証拠	骨吸収 %/年齢	<0.25	0.25〜1.0	>1.0
		症例の表現型	バイオフィルム蓄積は多いものの，組織破壊は少ない	バイオフィルム蓄積に見合った組織破壊	バイオフィルムの蓄積程度以上に組織破壊；急速な進行 and/or 早期発症を示唆する臨床徴候（例：大臼歯／切歯パターン，標準的な原因除去療法に反応しない）
グレードの修飾因子	リスクファクター	喫煙	非喫煙者	喫煙者 1 日 10 本未満	喫煙者 1 日 10 本以上
		糖尿病	血糖値正常 糖尿病の診断なし	HbA1c7.0% 未満の糖尿病患者	HbA1c7.0% 以上の糖尿病患者

ver. 20220208

CAL：クリニカルアタッチメントロス

図 I -4-10　歯周炎のグレード分類の概要 [5]

plant Diseases and Conditions」において歯周炎の症例定義についての見直しが行われた．慢性歯周炎と侵襲性歯周炎が歯周炎として 1 つにまとめられ，ステージとグレードに基づく歯周炎の症例定義システムに変更された．歯周炎のステージ I から IV は，重症度（主に歯根長に対する歯周組織破壊と歯周炎に起因する歯の喪失）と複雑度（プロービング深さ，骨縁下欠損，根分岐部病変，歯の動揺，咀嚼機能障害）を基に定義し，さら

4章　青年期・壮年期

に，範囲（限局型：病変の広がりが 30％以下と広汎型：病変の広がりが 30％を超える）について明示した（図Ⅰ-4-9）．歯周炎のグレードは，歯周炎の進行速度を直接あるいは間接的なエビデンスをもって推定し，遅い進行，中等度の進行，急速な進行（グレード A ～ C）に分類する．リスクファクター（喫煙，糖尿病）は，グレードの修飾因子として用いる（図Ⅰ-4-10）[5, 6]．

5. ライフステージにおける歯科健診制度

　小学校から高校までの学校歯科健診は学校保健安全法で義務化されているが，大学や就職等の社会活動がスタートしてから 39 歳までは，行政による歯科健診の機会が設けられていなかった．健康増進法に基づいて 40，50，60，70 歳の節目に各自治体で歯周疾患検診が実施されているが，10 年に 1 度で努力義務であること，受診率が非常に低いことが現状であったが，2024 年度からは，20 および 30 歳に歯周疾患検診の対象年齢が拡大された（p. 166 参照）．8020 達成者の割合（75 歳以上 85 歳未満の 20 本以上歯を有する者の割合）は 51.6％で，高齢者の半数以上が 20 本以上の歯を有することから，現在歯のう蝕（特に根面う蝕）および歯周病の予防と治療が今後の課題である[1]．

② 青年期・壮年期のセルフケア支援

1. 口腔健康状態とブラッシングの状況

　前述のように青年期・壮年期では，全身疾患との関連からも歯周病予防が重要である．歯面にプラークを付着したままにしておくと，2 ～ 3 週間で歯肉炎になるが，歯肉炎の状態でプラークを除去すれば，2 ～ 3 日で健康な歯肉に戻すことができる．しかし，除去できなければ，炎症が進み，歯周ポケットが形成され，歯肉縁下に病原細菌が存在することになる．歯周病変がある場合は，重症度，治療のステージ，全身疾患，歯科保健行動などを加味してリスクの程度を判別する．これらの判断をもとに，歯科保健指導を行うようにする．

　また，青年期・壮年期のう蝕の罹患経験は，25 歳以上で 8 割を超え，30 歳以上では 9 割を超えており[1]，う蝕予防も重要である．大人のう蝕では，根面う蝕や二次う蝕にも注意を要する．う蝕の病変がある場合，う蝕の重症度だけではなく，その活動性（活動し進行している，活動していない，再石灰化している）を識別し，過去のう蝕経験などを加味してリスクの程度を判別する[2]（表Ⅰ-4-1）．

　う蝕と歯周病の予防には，プラークコントロールとフッ化物の局所応用，十分な唾液分

表Ⅰ-4-1　FDI う蝕予防とマネジメントにおけるう蝕リスクの評価[2]

リスク	評価指標
高	過去 2 年間に 3 つ以上の初期，もしくは一次または二次的う蝕病変がある
中	過去 2 年間に 1 つか 2 つ以上の初期，もしくは一次または二次的う蝕病変がある
低	過去 2 年間に初期，もしくは一次または二次う蝕病変はなく，う蝕を増加させる可能性のあるリスク要因の変化もない

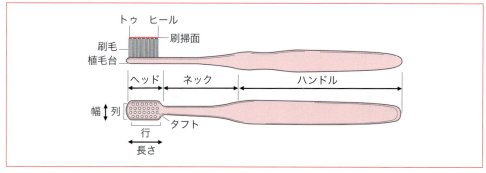

図I-4-11 歯ブラシの構成と部位別の名称

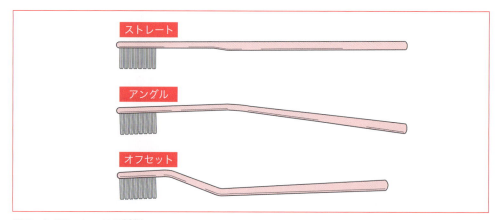

図I-4-12 ネックの種類

泌，糖質の取り方と量などが重要であり，日常的に適切なセルフケアが不可欠である．ここでは，セルフケアのなかでも主に口腔清掃に関する知識について紹介する．

2. セルフケアのための口腔清掃用具の種類と適応

　口腔清掃用具には，大別して歯科専売品と市販品がある．歯科専売品は，歯科医師・歯科衛生士から対象者へ指導を行うことが前提で作られているため，特化した口腔内所見に合わせるなど，一人ひとりの状態に合わせたセルフケア支援ができるような特長をもっており，それぞれの品の特徴などが詳細に提示されている．このため，歯科衛生士は，個別性の高い歯科保健指導を行いやすい．対象者に合った指導により，疾患予防の目標達成や対象者の満足度向上につながると考えられる．

1）歯ブラシの形態と用途
　歯ブラシの構成と部位別の名称を図I-4-11に示す．
（1）ヘッド（頭部）
　ヘッドの長さは，さまざまであるが，歯科専売品は，2〜2.5 cm 程度のものが多い[3]．
（2）ネック（頸）部の形態の種類と特徴（図I-4-12）
　①ストレート：基本形態．力を入れる方向とヘッドの動く方向が一致するため，基本操

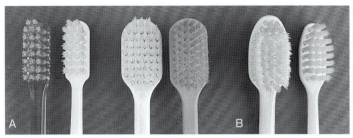

角丸四角型（左：コンパクトヘッド，右：幅広ヘッド）　つま先細型
図Ⅰ-4-13　植毛台の形

　　　　作を覚える際に選択する．
　②アングル：ストレートに比べ，磨く力が少し強めに伝わる．臼歯部へアプローチしやすい．
　③オフセット：ストレートに比べ，磨く力が少し弱めに伝わる．
　このほか，操作する際に磨こうとする歯以外の歯や口唇にあたりにくいよう，細く長めになっているものなどがある．臼歯部へ届きやすくするため，ブラッシング圧を軽減させるために頸部を細く長くしたものは，ロングネックとして販売されている．

(3) ハンドル（把柄）部の形態

　ペングリップは，細かい操作ができ，コントロールしやすく，ブラッシング圧が強くなりにくいことから，指導で勧めることが多い．一般に，細めのハンドルはペングリップが，太目のハンドルはパームグリップが，操作しやすい．

(4) 植毛台の形（図Ⅰ-4-13）

❶角丸四角型（図Ⅰ-4-13 A）

ⅰ．列が少なく幅が狭い小型（コンパクトヘッド）
　特徴：小型で口腔内での操作がしやすく，最後臼歯へ到達しやすい．植毛台の長さが短いものはコンパクトヘッド，より短いものは超コンパクトヘッドとして販売されている．
　適応：指を細かく動かせる，口が小さい，嘔吐反射がある，臼歯部にプラーク付着している，特定部位に毛先をあて丁寧に長い時間，磨く必要がある場合など．

ⅱ．列が多く幅が広い大型ヘッド（幅広ヘッド）
　2005年頃より幅広ヘッドの密毛の歯ブラシが販売されている．コンパクトヘッドと比較してプラーク除去効果に有意差はなく，使用感は幅広ヘッド密毛のほうが良好で，使用者が増加しているという報告がある[4]．
　特徴：幅広で刷掃面が大きいため，歯面にあたる部位が広く，短い時間で口腔全体を早く磨ける．
　適応：指を細かく動かしにくい，視力低下などにより磨こうとする部位にブラシを的確にあてることが難しい，薬用成分含有の歯磨剤を用いたい，短い時間で磨きたい場合など．

❷つま先細型（図Ⅰ-4-13 B）
　特徴：植毛台の先端が細くなっており，毛束の列が多く，幅が広い頭部でも先が細いた

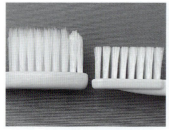
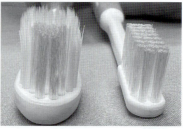

図Ⅰ-4-14 植毛台の厚みの違い

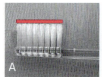
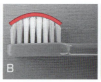
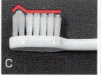
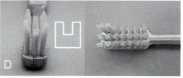

A　平切り（フラット）　B　ドーム　C　山切り＋平切り　D　矯正用（左：トゥ側から，右：上面から）

図Ⅰ-4-15 刷掃面の形態

　　め，頰側の臼歯部へ挿入しやすく，最後臼歯にも届きやすい．市販品に多くみられる．

（5）植毛台の厚み（図Ⅰ-4-14）

　植毛台にある穴に平線とよばれる金属を用いて毛束を固定した平線タイプと，植毛台へ毛を溶接するなどした平線を用いない無平線のタイプがある．薄型ヘッドが販売された当初は植毛台へ毛を溶接した無平線タイプであった．しかし，現在は厚みにかかわらず平線タイプが主流である．薄型・超薄型ヘッドは植毛台の厚みが薄いため，狭い口腔内に入りやすい．薄型ヘッドの適応は，口腔前庭が狭い，付着歯肉の幅が小さい，臼歯部の磨き残しが多い，嘔吐反射，つわり，開口障害がある場合などである．

（6）刷掃面の形態（図Ⅰ-4-15）

❶**平切り（フラット）**（図Ⅰ-4-15 A）

　特徴：平滑な歯面をしっかりとらえ，プラーク除去ができる．歯科専売品に多い．毛先磨きで平滑面を効率よく磨くことができる．形がシンプルでプラーク除去効果が高いため，ストレート毛で刷掃面が平切り（フラット），かつストレートハンドルの歯ブラシは，歯科保健指導で選択されやすい．

　適応：平滑面に大量のプラーク付着がある場合．初回の歯科保健指導など．

❷**山切り**

　特徴：歯と歯の間に毛先が届くように刷掃面が複数の山型にカットされていて，プラークをかき出し磨いた感じがあるとされる．市販品にみられる全面山切り（波のような形）になっているものは，毛先磨きには向かず，毛先磨きが主流となる歯科保健指導で勧めることは，ほとんどない．

❸**ドーム**（図Ⅰ-4-15 B）

　特徴：中央がドームのように盛り上がるよう植毛されている（図Ⅰ-4-15 B）．平切り（フラット）と同等のプラーク除去効果があり，口腔衛生に理解度の高い人には

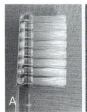 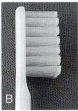 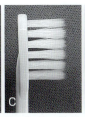 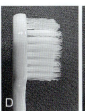 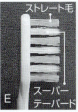 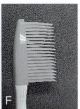

A ストレート（ラウンドカット）　B テーパード（極細毛）　C スーパーテーパード（超極細毛）　D スーパーテーパード＋ストレート（混在）　E スーパーテーパード＋ストレート（交互）　F ラバー

図Ⅰ-4-16　ブラシ用毛のタイプ

効果があったとの報告もある[5].

❹その他

ⅰ．組合せ（例：山切り＋平切り）（図Ⅰ-4-15 C）
　特徴：先端が山切りのため，最後臼歯の遠心面や半埋伏歯に届きやすい．
　適応：半埋伏歯がある，最後臼歯部遠心面にプラーク残存が認められる場合など．

ⅱ．矯正治療中用（例：図Ⅰ-4-15 D）
　特徴：刷掃面の中央がくぼんでおり，ワイヤーとブラケットを覆いながらブラッシングができる．このほかにも2列植毛でワイヤーを挟みこみながら磨くことができるものや装置周辺の清掃がしやすい形などがある．

（7）ブラシ用毛とラバー毛（図Ⅰ-4-16）

❶ブラシ用毛

ⅰ．ストレート毛（図Ⅰ-4-16 A）
　特徴：円柱状の形態で，歯の広い面での清掃力が高い．歯面にあたる先端はラウンド加工されている．
　適応：平滑面にプラークが大量に付着している場合など．

ⅱ．（スーパー）テーパード毛（図Ⅰ-4-16 B, C）
　特徴：根元から毛先にかけて次第に細くなっている．先端が細いため狭い隙間に入りやすく，あたりが軟らかいが，ブラッシング圧が強いと毛先が逃げ，プラークを除去しにくい．
　適応：歯周ポケットがある，歯肉や歯面にやさしくあてたい，プラークがあまり付着していない場合など．

ⅲ．その他
　ストレート毛＋テーパード毛を組み合わせて清掃効果を高めたもの（図Ⅰ-4-16 D, E）や，毛先が極細の3本に分かれた形状で，歯肉退縮や象牙質知覚過敏がある歯面に対して，やさしくあたるようにしたものなどがある．

❷ラバー毛[6]（図Ⅰ-4-16 F）
　特徴：植毛工程がない射出成形によって製作されたヘッド一体型の歯ブラシで，歯や粘膜へのあたりが軟らかい．ブラシ用毛タイプの場合は，毛先の束で歯面の汚れを掻きとるのに対し，ラバー毛タイプでは，毛全体が歯面に密着して汚れを拭い取る．磨いた後に歯面のツルツル感がある．

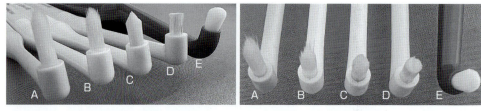

図 I-4-17　ワンタフトブラシ
A：テーパード型，B：テーパード型ショート，C：山切り型（中央），D：フラット（平切）型，E：ドーム型．

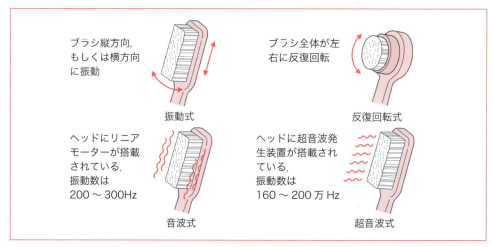

図 I-4-18　電動歯ブラシの種類と毛先の動き[9]

2）ワンタフトブラシの特徴と適応

特徴：毛束をタフトとよび，毛束が1つのブラシを，ワンタフトブラシという．タフトブラシとよばれることもある．刷掃面のカットの仕方は平切り，山切り，ドーム状の形などがあり，先端は，歯ブラシと同様，ストレート毛をラウンド加工しているものや，スーパーテーパード毛などがある（図 I-4-17）．毛束が1つでヘッドが小さいため，歯ブラシでは届きにくい部位を清掃することができる．

適応：ブリッジ，矯正装置，アタッチメント，インプラント支台装置の周辺など，さまざまな装置周辺の清掃．
　　　埋伏歯，萌出途中の永久歯，叢生部，孤立歯，歯根露出部，最後臼歯の遠心，下顎大臼歯の舌側面，メインテナンス時の歯周ポケット内など，歯ブラシで磨きにくい部位の清掃．

3）電動ブラシの種類と特徴（図 I-4-18）

　電動ブラシは，高速運動電動歯ブラシ，音波歯ブラシ，超音波歯ブラシの3つがある．ブラシや機種の違いでプラーク除去率などに大きな差がないという報告がある[7,8]．高速運動電動歯ブラシは，電動で数千〜1万回/分動き，ヘッドが上下振動，左右反転などがある．音波歯ブラシは，動力がリニア駆動で，毎分約3万回の音波振動を発生させプラークを除去し，音波により生じる液体流動力によって発生する水流でポケット内のプ

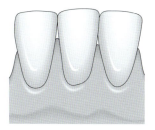 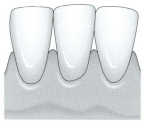 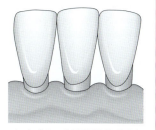

デンタルフロスの適応：歯間乳頭が存在する歯間部　　歯間ブラシの適応：歯肉退縮が認められる歯間部

タイプ1：歯間乳頭部が歯間部を埋めている．

タイプ2：歯間乳頭部が軽度から中等度に退縮している．

タイプ3：歯間乳頭部が重度に退縮しているか，完全に喪失している．

図Ⅰ-4-19　歯間ブラシとデンタルフロスの適応部位[10]

ラークを洗浄する．超音波歯ブラシは，動力が超音波振動素子で，音波振動を発生させ，不溶性グルカンを破壊する．手用歯ブラシと同じように動かして使用する．

(1) 適応

手用歯ブラシをうまく使えない，電動ブラシに興味があり使いたい方や麻痺があるなど細かい操作が難しい，要介護者（介護者が用いる）など．

(2) 高速運動電動歯ブラシおよび音波歯ブラシの使い方

①ブラシを水でよく湿らせる．
②歯と歯肉に対してブラシを少し斜め45度にあてる．
③上顎右側・左側，下顎右側・左側の4ブロック，もしくは上顎頰側・口蓋側，下顎頰側・舌側の4ブロックに分け，順番を決めて磨くとよい．
④3〜5秒歯面にあてたら，隣にずらし，各ブロック30秒ずつ計2分間で磨く．
⑤使用後，流水でよく洗い，水を切り乾燥させる．

(3) 使用上の注意

・ブラシの交換時期は3カ月が目安．電動歯ブラシの種類，使用頻度や消耗具合によって多少異なる．
・電動歯ブラシ用歯磨剤を用いる．専用歯磨剤以外を使う場合は，研磨剤を含まないものを選ぶ．

4）歯間清掃用具の種類と特徴

令和4年歯科疾患実態調査[1]では，歯間清掃を行う者は，全体で51％と，いまだ十分とはいえない状況である．

(1) デンタルフロスの種類と特徴

歯間乳頭が退縮していない，歯間が狭く，歯間ブラシが挿入できない場合のプラーク除去に最適である（図Ⅰ-4-19）．大別してロール（糸巻）タイプとホルダータイプがある（図Ⅰ-4-20）．

ホルダータイプ

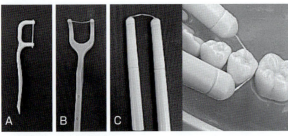

ロールタイプ

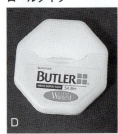
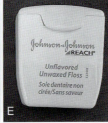
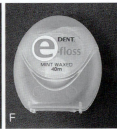
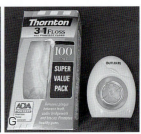

図Ⅰ-4-20　デンタルフロスの種類

❶ロール（糸巻）タイプ
　必要な長さ（約30〜40 cm/回）を切り取り，指で操作して清掃を行う．
❷ホルダータイプ
　ホルダーと一体型で，指での操作が難しい場合や初心者でも使いやすい．
ⅰ．F字型（図Ⅰ-4-20 A）
　全顎で使用可能だが，前歯部での操作がしやすい．
ⅱ．Y字型（図Ⅰ-4-20 B）
　全顎で使用可能だが，臼歯部での操作がしやすい．
ⅲ．ヌンチャク型（図Ⅰ-4-20 C）
　ヌンチャク棒が手指の延長線上にあり，全顎で操作しやすい．糸が切れたら先端を交換する．
❸糸の種類
ⅰ．ワックスドタイプ（図Ⅰ-4-20 D）
　ワックス加工により強度・耐久性があり，滑りがよく，コンタクトポイントを通過させやすい．使用中にほぼ切れない．
ⅱ．アンワックスドタイプ（図Ⅰ-4-20 E）
　フィラメントが広がりやすく，歯肉溝に入れやすい．プラークや歯石の除去ができていれば，キュキュという音で確認できる．粗造な歯面，不適合修復物，歯石があると引っかかり，切れたりほつれたりする．
ⅲ．エキスパンドタイプ（図Ⅰ-4-20 F）
　唾液に濡れるとスポンジ状に膨らむタイプ．このタイプは挿入時には細いため歯間部に

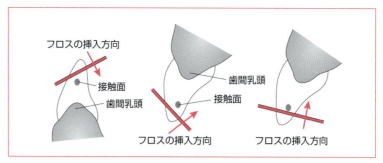

図Ⅰ-4-21　デンタルフロスの挿入方法[10]

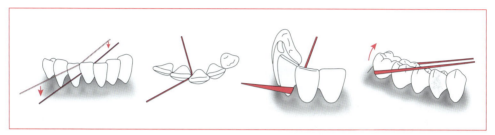

図Ⅰ-4-22　デンタルフロスの使用方法[10]

入れやすく，歯面に沿わせやすい．スポンジ状になると清掃面積が広がり効率よくプラークを除去できる．

ⅳ．スーパーフロス（3 in フロス）（図Ⅰ-4-20 G）

　スレッダー，フィラメント（スポンジ），フロスの3部構成である．スレッダーでポンティック底部や歯科矯正中の歯に挿入しやすく，スポンジ部は太さがありプラークが絡みつきやすい．歯間空隙の狭い部位はフロスで清掃することができる．

❹使用上の注意（図Ⅰ-4-21，22）

・ゆっくり横に動かしながら入れる．力で無理やり挿入すると歯肉が傷つくことがあるので注意する．
・糸が歯に沿うように動かし，歯と歯肉の間にすっと入るところまで入れて，プラークを除去する．
・フロスについた汚れは，その都度洗い流すか，ふき取ってから次の部位を清掃する．

(2) 歯間ブラシの種類と特徴

❶ブラシの形（図Ⅰ-4-23）

ⅰ．テーパー型

　ブラシが先端に向かって細くなっている．挿入しやすく，効率よくプラークが除去できる．

ⅱ．シリンダー型

　ブラシの毛の長さが均一で，歯間部に一定の圧で清掃できる．歯間の大きさがわからない場合，歯間ブラシの使用に慣れていない場合．

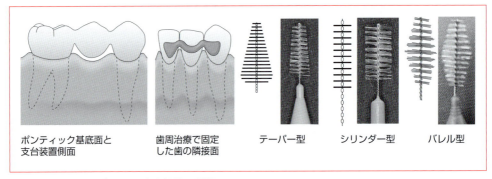

図Ⅰ-4-23 歯間ブラシの適応部位と種類

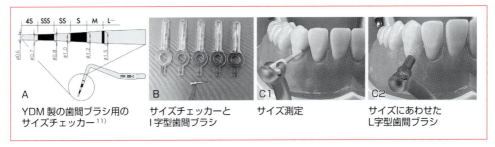

図Ⅰ-4-24 歯間ブラシの適応

表Ⅰ-4-2 企業別歯間ブラシのサイズと最小通過径と適応例 [12~14]

サイズ	最小通過径 A社	B社*	適応
SSSS*	0.6 mm ~	0.6 mm ~	歯肉炎予防
SSS	~ 0.8 mm	0.7 mm ~	狭い歯間空隙，歯肉退縮がない
SS	0.8 ~ 1.0 mm	0.9 mm ~	初回使用時
S	1.0 ~ 1.2 mm	1.2 mm ~	軽度歯肉退縮，歯列不正部位
M	1.2 ~ 1.5 mm	1.4 mm ~	歯肉退縮部位，ポンティックの周り
L	1.5 ~ 1.8 mm	1.6 mm ~	広い歯間空隙，歯根露出部
LL	1.8 mm ~	2.2 mm ~	孤立歯の周辺，とても広い歯間空隙

A社のサイズ表記は全日本ブラシ工業協同組合による通過径の自主規格に基づく．*は企業独自規格．

ⅲ．バレル型

テーパー型よりも毛丈が長く，植毛部の中央部の毛丈が最も長い．長い毛丈のため複雑な歯間の凹みに届き，歯や歯肉へのあたりが軟らかい．先端部と後端部の毛丈が短く，出し入れがしやすい．補綴装置が装着されている場合など．

❷ハンドルの形

ⅰ．Ｉ字型（ストレート）

前歯部で操作しやすい（図Ⅰ-4-24 B）

ⅱ．Ｌ字型（アングル）

全部位可能であるが，臼歯部で操作しやすい（図Ⅰ-4-24 C2，図Ⅰ-4-25 B, C）

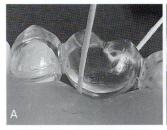 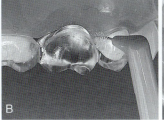 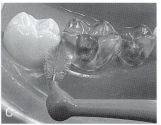

A ポンティック下(スーパーフロス)　B ポンティック下(テーパー型)　C コル形成部(バレル型)

図Ⅰ-4-25　歯間清掃用具の適応部位

❸選び方
- 歯間部の隙間に無理なく挿入でき，きつくないものを選択する．初めてのときはサイズの小さいものから使い始めるとよい．
- 製品によっては滅菌可能なサイズチェッカーがあり，容易に選択が可能である（図Ⅰ-4-24 AB）．

❹使い方
①執筆状で把持する．
②鏡をみて歯肉を傷つけないようにゆっくり差し込む．
③歯面に沿わせて水平にのこぎりを引くように前後に2～3回小刻みに動かす．
④使った歯間ブラシは流水ですすぎ，風通しの良い場所で保管する．

❺使用上の注意
- 歯間ブラシを歯肉に向けて（下顎は下向き，上顎は上向き）で挿入しない．歯肉を傷つけたり，歯肉退縮の原因になることがある．
- ブラシの毛が乱れたり，毛が抜けたり，ワイヤーが曲がったりしたら交換する
- YDM製のサイズチェッカーは，ライオン歯科材製歯間ブラシ DENT.EX に対応して作られている．

5）舌の清掃・舌ブラシの使い方

　令和4年歯科疾患実態調査では，舌清掃を行う者は，21％であった[1]．口腔内には350～700種の細菌が存在しているといわれ，舌苔には，約1億個/mgの菌が生息し（図Ⅰ-4-26），剥がれ落ちた粘膜上皮の細胞血球成分，食物残渣，細菌の死骸などからなる．主な原因は，口腔清掃不良，唾液分泌の減少，口呼吸である．舌苔が嫌気性菌によって分解されるとVSC（揮発性硫黄化合物）が発生し，口臭の原因となる．口臭抑制には舌清掃が有効である[16]．舌苔がある場合は口臭抑制や感染防止のために，舌ブラシや粘膜ブラシもしくは，軟毛の歯ブラシを用いて清掃を行う．以下に使い方のポイントを示す．
①1日1回．朝に付着量が多いため，朝の歯磨きのときに行うとよい．
②舌苔付着部位にブラシがあたるよう鏡をみながら行う．
③嘔吐反射を防ぐには，舌を思い切り前に出す（図Ⅰ-4-27 A）．
④ブラシは奥から手前に滑らせるように動かす（図Ⅰ-4-27 B）．
⑤粘膜や味蕾を傷つけないよう軽いタッチで動かす．

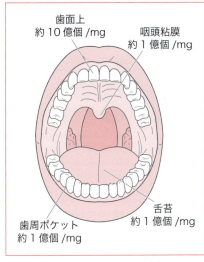

図Ⅰ-4-26　口腔内の細菌数[15]

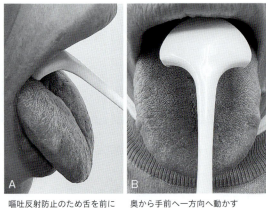

A　嘔吐反射防止のため舌を前に　B　奥から手前へ一方向へ動かす
図Ⅰ-4-27　舌ブラシの使い方

⑥使用後はよく水洗し，乾燥させておく．

3．歯磨剤の種類と適応

再石化促進のためのセルフケアとして，フッ化物配合歯磨剤を用いた口腔清掃やフッ化物洗口の励行があり[17]，高濃度フッ化物含有歯磨剤の適切な利用が重要である．

1）歯磨剤の種類

歯磨剤は化粧品と医薬部外品に大別される．化粧品は基本成分のみであり，医薬部外品は，基本成分に加えて薬用成分があるため，症状に対する薬理的・生化学的な効能・効果をうたっている．う蝕の発生・進行の予防，歯肉炎・歯周炎の予防，歯石の沈着防止，口臭の防止などがこれにあたる．フッ化物は最も基本的なう蝕予防法の1つとして用いられ，再石化の促進，耐酸性の向上（歯質の強化），プラークの酸産出を抑える作用がある．口腔内のフッ化物濃度が500 ppm以上ないとカルシウムが反応せず，唾液で希釈されることもあるため，歯磨剤の使用量はある程度必要になる．う蝕の抑制率はフッ化物濃度が500 ppm上昇すると6％上昇する[18]．

2）フッ化物配合歯磨剤の使い方[19,20]

青年期・壮年期の成人で，う蝕予防に効果があるのは1,000 ppmF以上の濃度で，現在我が国で販売されているフッ化物含有歯磨剤の最大濃度は1,450 ppmFである．なお，チタン製歯科材料（インプラントなど）が使用されていても，自分の歯がある場合はフッ化物配合歯磨剤を使用する．

①歯磨剤を歯ブラシ全体（1.5〜2 cm）程度[21]（図Ⅰ-4-28）に乗せる．
②2分間以上歯磨きを行う．磨き終わったときに歯磨剤が歯ブラシに残っているようだと時間が不足している．口腔内のフッ化物濃度を保つために1日2回以上磨く．

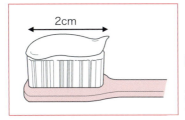

図Ⅰ-4-28 歯磨剤の量
フッ化物濃度 300 ppmF 以上で 2 分以上作用させると効果的．1,000 ppmF のフッ化物歯磨剤では 1 g 以上の歯磨剤が必要．目安は 1.5～2 cm 位[21]．

表Ⅰ-4-3 フッ化物配合歯磨剤のペーストタイプとジェルタイプの違いと特徴

	フッ化物	発泡剤	清掃剤	対象	使用時	特徴
ペースト	配合	配合	配合	全患者向け	毎食後	汚れも落とす
ジェル	配合	微配合	無配合	う蝕リスク中等度	就寝前	フッ素を保持しやすい

　③うがいをする場合は少量（10～15 mL）の水で 1 回のみとする．
　④中等度のう蝕リスクがある場合は，ペーストタイプに加えてジェルタイプを就寝前に使用するとよい（表Ⅰ-4-3）．

4. 洗口液

　う蝕リスクが高い（表Ⅰ-4-1 参照）場合には，高濃度フッ化物配合歯磨剤の利用に加えて，就寝前にフッ化ナトリウム洗口液を活用するとよい．希釈の必要がないフッ化ナトリウム洗口液は，フッ素濃度が 450 ppmF であるが，洗口の後改めてうがいをする必要がないこと，口の中に広がりやすいことからう蝕予防効果が期待できる．また，年齢や口の状態に応じて，薬液濃度を調整することも可能である．使用方法は，
　①就寝前に薬液を 7～10 mL 口に含む．
　②約 30 秒間薬液が十分に行きわたるよう含み洗いする（図Ⅰ-4-29）．
　③吐き出す．

5. デンタルガムの成分と利用方法

　近年になり，う蝕予防，唾液分泌の促進，咀嚼機能の保持のためなどに用いられる機能的なガムをセルフケアに活用する機会が増えている．FDI でも口腔乾燥や唾液分泌低下の場合には，シュガーフリーのガムを用いることを推奨している[2]．

1）デンタルガムの含有成分（図Ⅰ-4-30）

(1) キシリトール（$C_5H_{12}O_5$）ガム

　白樺や樫の木由来．キシリトールは，口腔内細菌により代謝されても酸の産生がほぼなく，ミュータンスレンサ球菌の一部の糖代謝を阻害する．プラークの形成抑制の作用が期待される．

(2) POs-Ca（リン酸化オリゴ糖カルシウム）ガム

　ジャガイモ由来．唾液中のカルシウムイオンを増やし，初期う蝕の修復に有効とされ

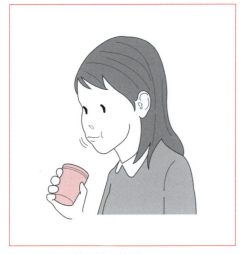
図Ⅰ-4-29　洗口液の使用

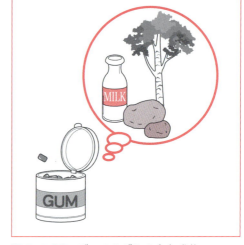
図Ⅰ-4-30　デンタルガムの含有成分

る．ミュータンスレンサ球菌により代謝されないため，酸の産出が抑制される．フッ化物入りの製品も販売されている．

(3) CPP-ACP（カゼインリン酸ペプチド－非結晶リン酸カルシウム）ガム

　牛乳由来．CPP-ACPがエナメル質表面へのカルシウムイオンとリン酸イオンの浸透，再石化を促進する．脱灰抑制と初期う蝕の修復の効果が期待される．

2）口腔衛生のためのデンタルガムの利用法

(1) 適応

　唾液量が減少傾向，唾液緩衝能が弱い，細菌数が多い，初期う蝕がある場合など．

(2) 方法

①利用のタイミングは，毎食後，歯磨きができないとき，唾液が出にくいと感じたとき．
②1回2粒を楽な力でリズミカルに噛む．
③小臼歯部と大臼歯部を中心として，噛む場所を適度に交代させる．
④1日3回を目安，かむ時間は1回20分以内（味がなくなるまで）とする．

(3) 使用上の注意

①キシリトールは，摂取しすぎると下痢になることがある．
②高濃度フッ化物含有歯磨剤を用いた歯磨きの後は30分以上時間をあけてから噛む．
③歯磨きの代替にはならないため，補助的に用いること．
④口腔機能の不全や低下など機能障害の改善のために行う場合は，別途，機能に着目した訓練法で行う．
⑤強い力で長時間噛み続けることは，顎関節や咀嚼筋に大きな負担をかけることになりかねないので注意．

6．口腔清掃用具の使い方

　成人対象の研究で，ブラッシングのみによるプラーク除去量は60％程度，歯間ブラシ

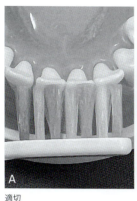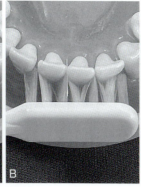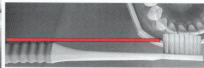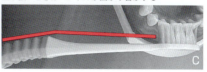

A 適切　B 強すぎ

図Ⅰ-4-31　ブラッシング圧

を併用すると90％程度，デンタルフロスを併用すると80％程度という報告[22, 23]があり，歯間清掃とブラッシングを両方行うことが必要である．このとき，フロッシングの後に歯ブラシを使用したほうが有意にプラークが減少するという報告があり，フッ化物の効果を高めるためにも有効であると考えられる[24]．

また，ブラッシング技術の習熟度の高い群では，どのような歯ブラシを使用してもプラーク除去ができるが，習熟度の低い群では，ヘッドが小さく，ネックやハンドルの工夫で操作性を高めた歯ブラシでプラーク除去率が高くなったとの報告[24]がある．指導の最初の段階では，歯ブラシの選択が重要となるが，指導をしながら対象者のブラッシングの習熟度を高めることがより重要であるため，歯科衛生士は継続した指導を心がける．

1）歯ブラシの持ち方とブラッシング圧

執筆状に軽く把持し，ブラシ毛を目的の部位にあてるためには，ハンドルを指の中で回し，角度をつけるようにして操作する．ブラッシング圧は150g～200gで，これはブラシを歯面にあてたときに，毛先が広がらない程度の力である（図Ⅰ-4-31）．ブラッシング圧が強すぎると，歯肉退縮や象牙質知覚過敏の原因となるので注意する．ブラッシング圧が強くなるとハンドルがカクッと外側に曲がると同時に音が出て知らせてくれる歯ブラシがあり，適正なブラッシング圧の指導が容易にできる（図Ⅰ-4-31 C）．

2）磨く時間・回数

日常のブラッシングは，一般的には，1日2回，1回2分間の歯磨き，1,400～1,500ppmのフッ化物含有歯磨剤を2cm用いて行うようにする[2]．歯間清掃を行った後，歯磨剤を用いてブラッシングを行うと，歯間清掃を忘れず行うことになり，フッ化物などの薬剤を効果的に細部まで到達させることができる．しかし，誰もがこの2・2・2の方法で十分とは言い難い．なぜなら，口腔の健康状態や生活背景と口腔健康管理に対する価値観・考え方・動機付けは，一人ひとり，時々に異なるため，歯科専門職による定期的なチェックとその方に合わせた指導が必要となる．特に歯科疾患の罹患リスクが高い者や歯科疾患に罹患している者に対しては，その方の状態・状況に合わせて指導を行う必要がある．

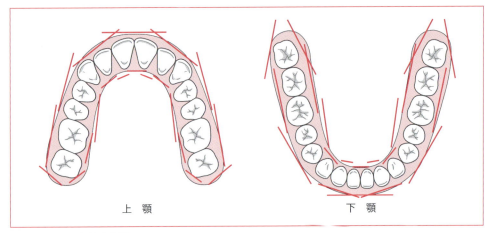

図Ⅰ-4-32　歯磨き方法
歯ブラシを2～3歯分ずつ移動させながら磨く.

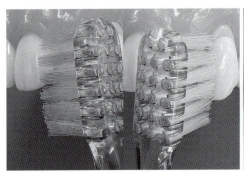
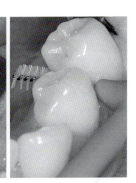

前歯部・叢生部へのあて方　　　歯頸部へのあて方　　　歯間ブラシの挿入

図Ⅰ-4-33　口腔清掃用具の使い方

3）磨き方
①歯面に対し毛先を直角ないしは歯肉方向に少し角度をつけてあてる.
②毛先が歯面と鼓形空隙に入り歯肉辺縁を覆うようにしつつ刷毛部が曲がらない程度の軽い圧をかける.
③毛先が歯面から離れないようにして，1～2歯位ずつ振動させるくらいの小刻みなストロークで10回程度動かして磨く.
④図Ⅰ-4-32のように少しずつ重複させながら歯ブラシを移動して磨く.

4）部位別の使い方（図Ⅰ-4-33）
（1）前歯部・叢生部
　上下顎前歯部とも歯ブラシを縦にして磨くと刷掃面が歯面にしっかりあたりやすい. 上顎前歯は縦に2～3分割し，歯ブラシを縦にして角度をつけて磨く. 叢生部も同様に，歯ブラシを立ててあてるほうが毛先をあてやすい.

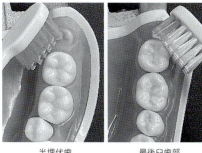
半埋伏歯　　　　最後臼歯部
図Ⅰ-4-34　部位別歯ブラシのあて方1

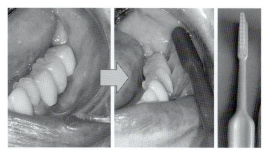
付着歯肉幅が狭い　　2列歯ブラシ選択・あて方
図Ⅰ-4-35　症例：付着歯肉幅が狭い人へのブラシの選択とあて方

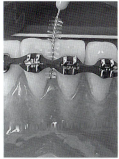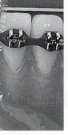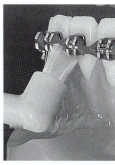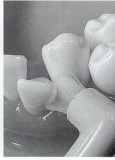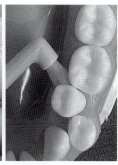
歯間ブラシ（矯正装置）　　　　ワンタフト（左：矯正装置，中央：歯列不正―頰側，右：歯列不正―舌側）
図Ⅰ-4-36　部位別歯ブラシのあて方2

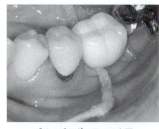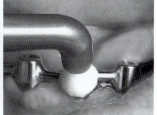
ブリッジのポンティック下　　インプラントバーアタッチメントの清掃（バー下，マージン）
図Ⅰ-4-37　症例：装置別口腔清掃用具の使い方

(2) 最後臼歯・半埋伏歯

　上顎第二大臼歯や第三大臼歯は，耳下腺の開口部より後方に位置しており，自浄作用が十分に働かず，加えて付着歯肉の幅が小さいと頰に歯ブラシのヘッドが押されて，歯ブラシの操作が難しいうえに，鏡などで確認しづらく，プラークが残存しやすい．

　最後臼歯部の頰側面を磨くときは，口を閉じぎみにして頰を緩め，歯ブラシが奥まで十分に挿入できるようにする．最後臼歯部遠心面は毛先を付けたまま，ハンドルで頰を広げるようにすると毛先が遠心面にしっかりとあたるようになる．口蓋側遠心面へのアプローチは，反対側の犬歯部あたりからが最後臼歯部遠心に届きやすい．

　第三大臼歯が半埋伏の状態でも，鏡での確認が難しく，歯ブラシが到達しにくい．萌出の状態や位置を確認して，歯ブラシをあてるようにする（図Ⅰ-4-34）．

Ｉ編

　口腔前庭や付着歯肉の幅が狭い場合は，植毛台の厚みが薄いタイプ（薄型ヘッド）やヘッドの幅が小さい２列歯ブラシやワンタフトブラシが有効である（図Ｉ-4-35）.

（3）矯正装置・補綴装置

　矯正歯科治療の経験がある者の割合は，50 歳未満では約２割であり，10 歳以上 40 歳未満の年齢階級で高く，女性が高い傾向であった[1]．成人になってから矯正歯科治療を始める方も少なからずいる．また，加齢と共に補綴装置を装着している割合が増加するため，装置装着により複雑になった口腔内の清掃は，道具を使い分け，部位ごとに丁寧に磨くように指導する（図Ｉ-4-36，37）.

（4）歯ブラシの交換時期

　歯ブラシの交換は１カ月が目安である．毛が広がっていなくても使用頻度と歯磨き圧で毛の強度が低下してプラーク除去効果が減少する[25].

3　歯科での禁煙支援

　喫煙は健康の阻害要因であるため，世界保健機関（WHO）は，たばこ規制枠組条約（WHO Framework Convention on Tobacco Control：WHO FCTC）を制定し，2005 年に発効した．日本も発効年から参加しており，国際的な枠組みに基づくたばこ規制・対策が進められている．WHO FCTC 第 14 条と履行のためのガイドライン[1]により，「禁煙支援・治療」の取り組みが締結国に求められていることから，歯科医療従事者もたばこ対策の一環として禁煙支援を推進する必要がある.

　喫煙は，がん，脳卒中や虚血性心疾患などの循環器疾患，慢性閉塞性肺疾患（COPD）や結核などの呼吸器疾患，糖尿病など，さまざまな疾患との関係は知られているところであり，歯や口腔にもさまざまな症状や疾患が発現する[2]．なかでも，口腔がんと歯周病は喫煙との科学的な因果関係が確立していると共に，喫煙は歯周治療をはじめとした歯科治療に影響を及ぼす[2]．歯科は幅広い年代の受診者に対して継続的に関わり，視覚的に把握できる歯や口腔を対象としていることから，禁煙の動機づけに効果的であり，禁煙支援に適しているといえる[3].

1. コモンリスクファクターアプローチに基づくたばこ対策

　コモンリスクファクターアプローチは，生活習慣が深く関与する非感染性疾患（Non-Communicable Diseases：NCDs）の共通するリスク要因をコントロールすることで，全身と口腔の両方の健康増進の必要性を示した考え方である[4]．つまり，う蝕や歯周病といった口腔疾患を NCD として位置づけ，がん，呼吸器疾患，肥満などに共通する，喫煙，食事，ストレスなどのリスク因子に対してアプローチするのが効果的という考え方である.

　特に，喫煙は多くの疾患のリスクファクターとなっているため，コモンリスクファクターアプローチの概念を基に，歯科の特色を活かしながら，多分野で協働して禁煙支援を進めていく意義は大きい.

2. 喫煙と歯周病

たばこの煙には，ニコチン，一酸化炭素，タールなど生体に影響を与える有害物質が多く含まれる．口腔はたばこの煙が最初に曝露する器官であり，喫煙による歯周組織，口腔粘膜，歯への影響や症候は多岐にわたる[2]．喫煙が歯周病に及ぼす悪影響のメカニズムとして考えられている内容[5]は，次のとおりである．

喫煙により，口腔粘膜や歯肉から吸収されたたばこの煙や成分は，血管を収縮し，歯肉血流量を減少させる．血液循環の悪化により，ヘモグロビン量および酸素飽和度の低下を起こすと，歯周ポケットの中で歯周病原細菌が繁殖しやすくなる．細菌が産生する毒素は歯周ポケットをさらに深めると共に歯槽骨の吸収がおき，進行すると歯が動揺するようになり，さらに進むと歯を喪失する．

歯肉出血は，炎症という正常な生体防御反応のサインだが，喫煙者では血管収縮による血行不良により炎症が抑えられるため，歯肉出血や腫脹が現れにくい．また，歯肉メラニン色素沈着がみられることから，喫煙者は歯周病の発症や進行の自覚を遅らせることも多い．喫煙は，歯周病の環境因子からみた最大のリスク要因であり，喫煙者は非喫煙者に比べて2〜8倍歯周病に罹患しやすく[6]，歯の本数の低下につながることは多くの調査研究から報告されている[7,8]．

喫煙者は非喫煙者に比べて，歯周治療に対する反応や歯周外科的な処置の経過が不良になりやすいことも問題となる[5]．日本歯周病学会では，喫煙は歯周病の予防や治療を妨げる原因であるという認識に基づき，プラーク除去と歯石除去を基本に，喫煙者の歯周治療には禁煙が必要であるとしている[6]．また，禁煙により歯肉の状態が回復し，免疫や細胞の機能が高まるため，歯周病のリスクが低下し治療効果が上がることが明らかになっている．よって，歯周病対策の1つの柱として禁煙支援を行うことは重要である．

3. 日本人の喫煙習慣

厚生労働省では，健康日本21（第三次）において，喫煙による健康被害を確実に減少させる最善の解決策であり，多くの疾患の発症や死亡を短期間に減少させることにつながるため，健康日本21（第二次）に引き続き「喫煙率の減少（喫煙をやめたい人がやめる）」を設定し，2032年度までに成人喫煙率12％を目標としている[9]．

日本の喫煙習慣の現状について，令和元年国民健康・栄養調査の結果[10]によると，現在習慣的に喫煙している者の割合は総数16.7％，男性27.1％，女性7.6％となっている．過去10年間でみると，いずれも有意に減少している．喫煙者における「紙巻たばこ」の使用割合は男性79.0％，女性77.8％で，「加熱式たばこ」は男性27.2％，女性25.2％である．現在習慣的に喫煙している者のうち，たばこをやめたいと思う者の割合は総数26.1％，男性24.6％，女性30.9％である．禁煙意思のある者の全体の推移をみると，喫煙率の低下と連動して増加していた禁煙意思を有する喫煙者の割合も，2010年以降に低下を示した後は，増減を繰り返している．

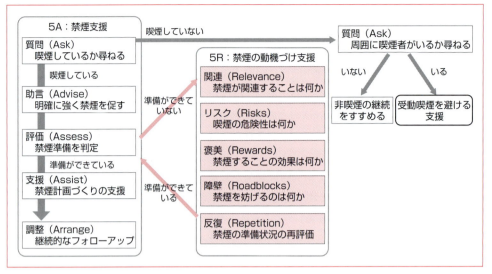

図Ⅰ-4-38　WHO歯科簡易禁煙支援の介入の流れ

4. 歯科における禁煙支援の実践

1）WHO簡易歯科禁煙支援プログラム[11, 12]

　WHOは，日常の歯科診療でのプライマリヘルスケアとして禁煙教育や禁煙支援を提供するための簡易禁煙支援プログラムを推奨している．口腔保健指導や予防処置を日常的に行っている歯科臨床で展開できるよう，「5つのA（5A）」と「5つのR（5R）」のモデルに加えて，「受動喫煙を避ける支援」から構成される．喫煙者への禁煙支援は5Aを基軸に5Rを併せて行い，非喫煙者には受動喫煙回避の観点から介入する．

　このプログラムのポイントは，歯科医療従事者が歯科診療の場で，すべての受診者に対して，個人に合わせた数分（3～5分）の禁煙支援や情報提供を継続して行うことである（図Ⅰ-4-38）．

2）禁煙支援（5つのA：質問・助言・評価・支援・調整）[11, 12]

　はじめに，5Aの「Ask（質問）」で喫煙しているかを尋ね，喫煙状況を把握する．喫煙者の場合，「Advise（助言）」に進み，明確で前向きに，患者個人に合わせた内容で禁煙を促す．例えば，歯周病や喘息などの健康上の問題，審美的な関心のほか，家族や経済に関する社会的要因とたばこの使用を結びつけて，禁煙をすすめる．

　「Assess（評価）」では，禁煙の準備状況を判定する．禁煙準備は禁煙に対する意思であり，「1カ月以内に禁煙をしたいか」を尋ねるのが簡便な方法である．あるいは，「重要性：禁煙は重要か」と「自己効力感：禁煙できる自信はあるか」の2つの質問を用いて判断する．重要性が「わからない／いいえ」，「自己効力感」が「いいえ」の回答は，禁煙準備ができていないと判定する．評価の結果，「禁煙準備ができていない」場合は，5Rへ移行し，準備ができている場合は5Aの「Assist（支援）」「Arrange（調整）」へ進む．

　「Assist（支援）」では，禁煙準備ができた患者の，禁煙実行に向けた計画作成を支援する．例として，禁煙開始日を設定する，家族や同僚などに禁煙することを伝えて理解や

協力を求める，患者の周囲からたばこ製品を取り除く，禁煙に伴う問題を予測する，喫煙の再開を防ぐ準備をする，禁煙外来を照会するなどである．

禁煙後の主な問題は，ニコチンの離脱症状によって生じる体重増加，不眠，気分の落ち込みなどの喫煙欲求である．離脱症状は禁煙開始から1～2週間に出現しやすく，その対処法の1つとして禁煙補助薬の使用がある．歯科での禁煙支援において，ニコチン置換療法を用いる場合，処方箋なしで薬局・薬店で購入できる，一般医療用医薬品のニコチンガムとニコチンパッチが該当する．どちらもOTC（Over the Counter）医薬品であるが，禁煙の支援者として，使用上の特徴（長所・短所），主な副作用と対処法を理解しておく必要がある．

「Arrange（調整）」は，連絡の方法やスケジュールの調整，禁煙継続のためのフォローアップ体制の設定，必要に応じて禁煙外来の紹介などが実施内容にあたる．「Assist（支援）」と「Arrange（調整）」のステップでは，歯科の治療や健診の場面における定期的な患者とのかかわりのなかで，禁煙意欲の低下や再喫煙への対応を含めた，禁煙実行と長期的な禁煙維持を目指した支援が重要となる．

3）禁煙の動機づけ支援（5つのR：関連・リスク・褒美・障壁・反復）[11, 12]

5Rの動機づけ支援には，「動機づけ面接」の手法が有効である．動機づけ面接は，患者と医療者の協働的なコミュニケーションスタイルを特徴としており，患者自身が両価性を探求，解決することで行動を起こす方向に，医療者が意識的にガイドする[13]．すなわち，医療者は，患者の抱える「両価性（たばこをやめたい／吸いたいのどちらにも傾いている心理状態）」に着目し，理解をしたうえで共感し，患者の「変わる方向」へ意識的にガイドする共同作業が基盤となる．

5Rの活動は，患者個人の状況や特性に焦点をあてた，医療者からの問いや助言を通して，患者と共に明確にしていくことが要点となる．具体的には，患者自身が，禁煙の効果に気づく，喫煙による悪影響を識別する，禁煙によるメリットを認識する，禁煙を難しくしていることを認識する過程を重視する．

医科の禁煙外来と異なり，歯科患者は初めから禁煙意思を有する喫煙者は少ない．しかし，5Rの実施においては，歯周病に限らず歯面のたばこ色素沈着や口臭，味覚など，歯や口腔に現れる喫煙の影響を，患者自身が観察できるため動機づけを行いやすい．5Rの「Repetition（反復）」で再評価し，「禁煙準備ができていない」ときは前向きに終了して次の機会に備える．「禁煙準備ができている」場合には「Assist（支援）」「Arrange（調整）」へ進む．

4）非喫煙者に対する「受動喫煙を避ける支援」[11, 12]

5Aの「Ask（質問）」で，非喫煙者の場合は「周囲に喫煙者がいるか」を尋ねる．いない場合は非喫煙の継続を進め，いる場合は「受動喫煙を避ける支援」を行う．

有害物質は，副流煙（たばこの先端の燃焼部分から立ち上る煙）にも多く含まれ，受動喫煙の健康影響は口腔領域にも現れることが指摘されている．そのため，患者が非喫煙者であっても周囲に喫煙者がいる場合は，受動喫煙回避のアプローチが重要である．回避方

I編

法として，屋外での喫煙を頼むこと，禁煙を勧めること，自身の室内や車内の禁煙宣言をすること，などがあげられる．

受動喫煙防止対策については，2003年に施行された健康増進法において，受動喫煙の防止が努力義務として盛り込まれた．WHO FCTC第8条「たばこの煙にさらされることからの保護」履行ガイドラインによる受動喫煙に関する規制強化が進み，我が国でも健康日本21（第二次）の目標に「受動喫煙の機会を有する者の割合の減少」が設定された．2020年4月より全面施行の健康増進法の一部を改正する法律は，望まない受動喫煙の防止を図るための取組みにより受動喫煙防止対策をいっそう推進した．

5）禁煙治療 [14]

禁煙治療は「ニコチン依存症」の治療を目的としたものであり，医科の禁煙外来で行われる．2006年4月から，施設基準を満たした施設で，以下の要件をすべて満たす者に対して12週間に5回の禁煙治療に健康保険が適用される．

- ・ニコチン依存症にかかるスクリーニングテスト（Tobacco Dependence Screener：TDS）で5点以上
- ・35歳以上はブリンクマン指数（1日の喫煙本数×喫煙年数）が200以上
- ・ただちに禁煙することを希望している
- ・「禁煙治療のための標準手順書」に則った禁煙治療について説明を受け，当該治療を受けることを文書により同意

2020年から，5回の治療のうち，2回目から4回目に遠隔診療で行うことが可能となり，ニコチン依存症治療用アプリも保険適用となっている．また，加熱式たばこ使用者も健康保険による禁煙治療の対象として認められている．治療内容は，禁煙にあたってのアドバイス，医師による医療用のニコチンパッチ（貼り薬）や非ニコチン製剤（飲み薬）の処方などである．

TDSは身体的依存の評価に用いる10項目の質問からなるテストで，「はい」1点，「いいえ」0点，の総計で依存度を判定する（表I-4-4）．生理的な側面からニコチン依存症の程度を簡易に評価するためのスクリーニングテストとして，ファーガストロームのニコチン依存度指数（Fagerstrom Test for Nicotine Dependence：FTND）がある．

6）新型たばこへの対応 [15]

新型たばこは，大きく分けて「加熱式たばこ」と「電子たばこ」があり，日本では加熱式たばこの使用が顕著である．「紙巻たばこ」は，たばこ葉に火をつけて燃焼させて煙を発生させるのに対し，加熱式たばこは，たばこ葉やその加工品を電気的に加熱して発生させ，ニコチンを含むエアロゾル（霧状）を吸引する．電子たばこは液体を加熱して吸引するが，我が国ではニコチン入りのものは販売されていない．

加熱式たばこについては，販売からの年数が浅く，長期的な使用による健康影響は明らかになっていない．また，燃焼の有無にかかわらず，ニコチンおよび発がん性物質に曝露されるという点で，健康影響への懸念があると指摘されている．禁煙支援の実践においては，喫煙者が使用するたばこの形態に関係なく，たばこ製品の使用を中止することを最終

問1	自分が吸うつもりよりも，ずっと多くたばこを吸ってしまうことがありましたか？
問2	禁煙や本数を減らそうと試みて，できなかったことがありましたか？
問3	禁煙したり本数を減らそうとしたときに，たばこがほしくてほしくてたまらなくなることがありましたか？
問4	禁煙したり本数を減らしたときに，次のどれかがありましたか？ （イライラ，神経質，落ちつかない，集中しにくい，ゆううつ，頭痛，眠気，胃のむかつき，脈が遅い，手のふるえ，食欲または体重増加）
問5	問4でうかがった症状を消すために，またたばこを吸い始めることがありましたか？
問6	重い病気にかかったときに，たばこはよくないとわかっているのに吸うことがありましたか？
問7	たばこのために自分に健康問題が起きているとわかっていても，吸うことがありましたか？
問8	たばこのために自分に精神的問題（※）が起きているとわかっていても，吸うことがありましたか？ ※禁煙や本数を減らした時に出現する離脱症状（いわゆる禁断症状）ではなく，喫煙することによって神経質になったり，不安や抑うつなどの症状が出現している状態．
問9	自分はたばこに依存していると感じることがありましたか？
問10	たばこが吸えないような仕事やつきあいを避けることが何度かありましたか？

表Ⅰ-4-4　ニコチン依存症スクリーニングテスト（TDS）[16]

目標に情報提供や助言を行う必要がある．

7）たばこ対策における歯科衛生士の役割

　日本歯科衛生士会は，国際歯科衛生士連盟と連携し，口腔と全身の健康を守るため「禁煙推進」を宣言している[17]．歯科衛生士は，たばこ使用の中止を意味する禁煙支援と同時に，歯科疾患の予防および口腔衛生の向上の観点から，生涯においてたばこを使用しないことの重要性を普及啓発する役割も担う．

　地域では，「歯と口の健康週間（6月4～10日）」と「禁煙週間（世界禁煙デーの5月31日～6月6日）」のイベントを協働して行うなど，工夫された取り組みがみられる．人々の歯・口腔の健康づくりをサポートする専門職の立場での，歯科衛生士の関与がさらに期待される．

◆文献◆

1　青年期・壮年期の歯・口腔の特徴とよくみられる歯科疾患

1) 厚生労働省. 令和4年歯科疾患実態調査. https://www.mhlw.go.jp/stf/newpage_33814.html　2024年6月18日アクセス.
2) 沼部幸博ほか編集主幹. ザ・ペリオドントロジー，第4版. 永末書店. 2023, 1-4.
3) 吉江弘正ほか編. 臨床歯周病学，第2版. 医歯薬出版, 200, 209-210, 2018.
4) 厚生労働省. 令和元年国民健康・栄養調査. https://www.mhlw.go.jp/stf/seisakunitsuite/bunya/kenkou_iryou/kenkou/eiyou/r1-houkoku_00002.html　2024年6月18日アクセス.
5) 村上伸也ほか編. 臨床歯周病学，第3版. 医歯薬出版, 2022, 16-9, 69-77, 109.
6) 村上伸也監訳. 歯周病およびインプラント周囲組織の疾患と状態に関する新分類. クインテッセンス出版, 2020.

2 青年期・壮年期のセルフケア支援

1) 厚生労働省. 令和4年歯科疾患実態調査結果の概要. https://www.mhlw.go.jp/content/10804000/001112405.pdf 2024年2月1日アクセス.

2) FDI. う蝕予防とマネジメントチェアサイドガイド. https://www.fdiworlddental.org/sites/default/files/2020-11/2017-fdi_cpp-chairside_guide-jp.pdf, 2017. 2024年2月1日アクセス.

3) 坪﨑健斗ほか. プラーク除去効果に影響する因子について－歯ブラシの種類, ブラッシングの習熟度の比較―. 日歯周誌. 2021；63(1)：1-10.

4) 渡部孝章ほか. 最近の歯ブラシ事情―何故今, 幅広植毛歯ブラシなのか―. 日歯周誌. 2018；60(2)：87-94.

5) 竹内康雄ほか. ドーム型歯ブラシのプラーク除去効果と使用感. 日歯保存誌. 2013；56(4)：277-84.

6) (株)ライオン. ハブラシの技術と製造法. https://www.lion.co.jp/ja/rd/development/oral/case07.php 2024年2月1日アクセス.

7) 伊原雄一郎ほか. 音波歯ブラシの各種ヘッドによるプラーク除去効果の比較検討. 日歯周誌. 2016；58(1)：25-32.

8) 武藤昭紀ほか. 歯周炎患者における2種類の音波歯ブラシのプラーク除去効果. 日歯周誌. 2014；56(2)：182-92.

9) 日本歯科衛生士会病院委員会. ご存じですか？電動歯ブラシの特徴や使い方, 歯科衛生だより 令和3年2月1日発行. https://www.jdha.or.jp/pdf/health/hatookuchi_20210201_2_3.pdf 2024年2月1日アクセス.

10) Willkins EM 著, 遠藤圭子ほか監訳. ウィルキンス歯科衛生士の臨床, 原著第11版. 医歯薬出版, 2015.

11) (株)YDM. 歯間ブラシサイズチェッカー. http://www.ydm.co.jp/pdf/20220721 new.pdf 2024年2月1日アクセス.

12) (株)サンスター. 歯間ブラシ. https://jp.sunstar.com/oralcare/gum/product_039.html 2024年2月1日アクセス.

13) (株)ライオン. DENT EX 歯間ブラシ. https://www.lion-dent.co.jp/dental/products/shikanseisou/shikanbrush.htm 2024年2月1日アクセス.

14) ライオン歯科衛生研究所. 歯間ブラシを選ぶときの目安. https://www.lion-dent-health.or.jp/labo/article/tool/04-1/ 2024年6月19日アクセス.

15) 下山和弘ほか. 舌清掃の目的とその方法. 老年歯学. 2001；15(3)：305-8.

16) Kerr WJ et al. The areas of various surfaces in the human mouth from nine years to adulthood. J Dent Res. 1991; 70(12): 1528-30.

17) 田上順次ほか. 保存修復学21, 第5版. 永末書店, 2017, 43-56.

18) Stephen KW et al. A 3-year oral health doseresponse study of sodium monofluorophosphate dentifrices with and without zinc citrate: anti-caries results. Community Dent Oral Epidemiol. 1988; 16: 321-5.

19) 厚生労働省. e-ヘルスネット フッ化物配合歯磨き剤. https://www.e-healthnet.mhlw.go.jp/information/teeth/h-02-007.html 2024年2月1日アクセス.

20) 日本口腔衛生学会ほか. う蝕予防のためのフッ化物配合歯磨剤の推奨される利用法 (2023年版). https://www.kokuhoken.or.jp/jsdh/news/2023/news_230303.pdf 2024年2月1日アクセス.

21) Koga H et al. Estimation of optimal amount of fluoride dentifrice for adults to prevent caries by comparison between fluoride uptake into enamel in vitro and fluoride concentration in oral fluid in vivo. Bull Tokyo Dent Coll. 2007; 48(3): 119-28.

22) 山本昇ほか. Interdental Brush と Dental Floss の清掃効果について. 日歯周誌. 1975；17(2)：78-84.

23) 高世尚子ほか. 歯間清掃具によるプラーク除去効果の臨床的検討. 日歯保存誌. 2005；48(2)：272-7.

24) Mazhari F et al. The effect of toothbrushing and flossing sequence on interdental plaque reduction and fluoride retention: A randomized controlled clinical trial. J Periodontol. 2018; 89(7): 824-32. doi: 10.1002/JPER.17-0149.

25) 稲田芳樹ほか. Scrubbing 法における歯ブラシ線維の損耗に関する研究―とくに歯みがき圧を考慮して―. 日歯周誌. 1985；27(2)：352-68.

3 歯科での禁煙支援

1) WHO Framework Convention on Tobacco Control. Guidelines for implementation of Article 14 of the WHO Framework Convention on Tobacco Control. Guidelines on demand reduction measures concerning tobacco dependence and cessation. https://fctc.who.int/publications/m/item/guidelines-for-implementation-of-article-14 2023年6月19日アクセス.

2) 厚生労働省. 喫煙と健康 喫煙の健康影響に関する検討会報告書 2016.

3) 日本循環器学会ほか. 循環器病の診断と治療に関するガイドライン (2009年度合同研究班報告) 禁煙ガイドライン (2010年改訂版), 2011/7/14更新版. 59-66.

4) Watt RG. Strategies and approaches in oral disease prevention and health promotion. Bull World Health Organ. 2005; 83(9): 711-8.

5) 大森みさき ほか. 喫煙の歯周組織に対する影響. 日歯周誌. 2011；53(1)：40-9.

6) 日本歯周病学会. 歯周治療のガイドライン 2022. 2022.

7) 厚生労働省. 平成 16 年国民健康・栄養調査報告 結果の概要「喫煙習慣と歯の状況」.

8) National Center for Health Statistics. National Health and Nutrition Examination Survey（NHANESⅢ＆Ⅳ）. Hyattsville, USA, 1999.

9) 健康日本 21（第三次）推進のための説明資料. 令和 5 年 5 月 厚生科学審議会 地域保健健康増進栄養部会 次期国民健康づくり運動プラン（令和 6 年度開始）策定専門委員会 歯科口腔保健の推進に関する専門委員会 https://www.mhlw.go.jp/content/001234702.pdf 2024 年 6 月 20 日アクセス.

10) 厚生労働省健康局健康課栄養指導室. 令和元年国民健康・栄養調査報告.

11) World Health Organization. WHO monograph on tobacco cessation and oral health integration.

12) 小川祐司ほか. 歯科における簡易禁煙支援－ WHO によるグローバルスタンダード－. 口腔保健協会, 2011.

13) Miller WR et al. Motivational Interviewing: Helping People Change, 3 rd ed. The Guilford Press, New York, 2012.

14) 日本循環器学会ほか. 禁煙治療のための標準手順書, 第 8.1 版. 2021. https://www.j-circ-kinen.jp/media/20221031-133505-162.pdf 2023 年 6 月 19 日アクセス.

15) 中村正和. 厚生労働省 生活習慣病予防のための健康情報サイト［e- ヘルスネット］. 加熱式たばこの健康影響. https://www.e-healthnet.mhlw.go.jp/information/tobacco/t-02-008.html 2023 年 6 月 19 日アクセス.

16) 厚生労働省 生活習慣病予防のための健康情報サイト［e- ヘルスネット］. TDS ニコチン依存度テスト. https://www.e-healthnet.mhlw.go.jp/information/dictionary/tobacco/yt-048.html 2023 年 6 月 19 日アクセス.

17) 日本歯科衛生士会. 禁煙推進宣言. https://www.jdha.or.jp/outline/kinen.html 2023 年 6 月 19 日アクセス.

5章 中年期・高齢期

① 中年期・高齢期の歯・口腔の特徴とよくみられる歯科疾患

1. 中年期・高齢期の歯・口腔の特徴

　中年期は社会的には高齢期への準備期であり，身体機能が徐々に低下していく時期である．65歳未満の死亡者のなかでこの期の占める割合が最も大きく，45歳から64歳までの区間死亡確率は男性が13.9%，女性が7.7%となっている．また，身体障害の発生が増加し，疾病罹患についても，入院回数や新患外来受診回数も増加してくる時期である．外来は，呼吸器感染症や外傷が上位であるが，腰痛や目の疾患も増加してくる．入院は，がんが最も多く，次いで骨折，心疾患が続いている．

　この時期の健康観は，病気と関係が深く，健康が気になり始める時期である．続く高齢期への準備としてこの時期は重要で，趣味，健康問題あるいは親の介護を通したネットワークが形成される可能性が高い．高齢期における障害や生活の質を視野に入れて，自らの健康を設計することが重要な時期でもある．定年に向けて老後の生活設計を行っていく必要もあり，保健指導としては，職場や家庭に加え，居住地域における保健活動にも重点を置くと共に，マスメディア，企業等による健康への啓発が重要となる．

　高齢期は社会的には，人生の完成期で余生を楽しみ，豊かな収穫を得る時期である．一方，身体的には老化が進み，健康問題が大きくなる．寝たきりや認知症などの介護を必要とする重篤なものもあるが，視聴覚，歯の喪失による咀嚼の機能障害などの生活の質にかかわる障害も多い．疾病の罹患については外来や入院回数が急増してくる．外来は，高血圧，腰痛や白内障が多く，入院は脳卒中，心臓病，がんや白内障が多い．死や障害を避けるといったような消極的健康観をもつ者も多い．

　保健指導は地域や保健医療福祉の専門家によるものが中心になる．この時期は，多少の病気や障害を抱えていても，生活の質を維持し，心身的にも豊かに暮らすことができるよう自律することが重要である．そのためには，社会との交流をはかり，何らかの社会的役割をもつことが大切である．人生に取り組む姿勢が身体的な健康にも影響を与えるといわれている．

　歯科口腔保健に関して1993年以降の歯科疾患実態調査における，中年期以降の現在歯数20歯以上の者の推移をみると（図Ⅰ-5-1），どの年代においても増加しているが，年代が上がれば上がるほどその増加は著しくなっている．8020達成者は2016年は

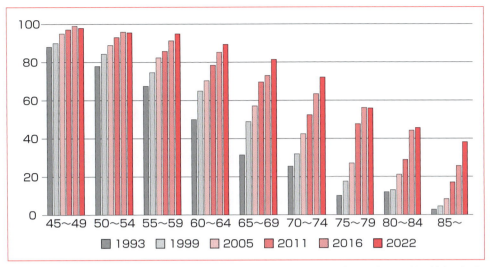

図Ⅰ-5-1 歯科疾患実態調査における中年期以降の20本以上の現在歯を有する者の割合の年次推移

51.2％，2022年は51.6％と頭打ちであった．しかし85歳以上では，2016年は25.7％，2022年は38.1％と急増しており，生涯多くの歯を有する者は今後も増加してくると思われ，これら超高齢者に対する歯科保健指導や定期受診継続への支援を地域で行っていく必要がある．

2023年に改正された歯科口腔保健推進のための基本的事項には，80歳で20歯以上の自分の歯を有する者の割合を85％とする目標が掲げられており，これを達成するには，高齢期はもとより，中年期からその生活状況に合わせ適宜適切な歯科保健指導を提供していく必要がある．

令和4年歯科疾患実態調査のう蝕をもつ者（処置歯・未処置歯を含む）の割合は，40歳〜69歳までは97％を超えており，う蝕に罹患したことがない者はほどんどいないことを示している．70歳以降ではう蝕がない者の割合は70歳代で7.3％，80歳以降で14.9％となっている．これは現在歯を有し，う蝕がない者も含まれるが，その多くは無歯顎者と思われる．

中年期以降は社会的役割の増加によって生活習慣が不規則になりがちで，歯や口腔の健康のリテラシーも低下し，口腔環境の低下等によりう蝕や歯周病が徐々に進行しやすい．中年期以降で歯を失う主な原因である歯周病は，歯肉からの出血や歯の動揺，咀嚼時痛など重度化するまで自覚症状が出にくい．そのため歯科受診が遅れることが多い．しかし，中年期以降歯科健診は義務づけられておらず，早期治療や定期健診などの受診行動は，個人の健康認識に委ねられており，職場や家庭，居住地域における保健活動，マスメディア，企業等による健康への啓発が重要となる．

高齢期以降では，退職等による生活環境の大きな変化が生じ，身体機能の低下や疾病の罹患によって，口腔の健康へのリテラシーが低下し，定期的な歯科受診も中断することが多い．歯科受診の機会に患者の生活環境や身体状況に合わせた動機づけを行うと共に，歯周疾患検診や後期高齢者歯科健診など居住地域の保健活動への参加を促すなど動機づけを

Ⅰ編

行う機会を増やすことが重要である.

中年期以降は歯周病が進行する年代とされている. 令和4年歯科疾患実態調査では，プロービング後の出血は40歳〜69歳で47.6%，65歳以上で49.9%，4mm以上の歯周ポケットを有する者の割合は，40歳〜69歳で44.4%，65歳以上で56.7%であった. 2023年に改正された歯科口腔保健推進のための基本的事項には，40歳以上における歯周炎を有する者の割合を40%とする目標が掲げられており，中年期以降から積極的な保健指導を展開していく必要がある.

歯周病と関連する生活習慣病には糖尿病や高血圧症等がある. 生活習慣病とは，食事や運動の習慣，喫煙・飲酒・睡眠といったさまざまな日々の習慣が発症や進行に関与する疾患群である. 中年期以降ではこれら生活習慣は悪化しやすく，生活習慣病は発症・重度化する可能性が高くなる. 加齢や個人のもつ遺伝的な要因，ストレスなどの外部要因のほかに，食生活や運動，喫煙，休養をはじめとする生活習慣の要因を改善することが重要となる.

糖尿病は歯周病と関連が深く，「糖尿病患者に対する歯周病治療ガイドライン 改訂第3版」[4]では糖尿病を有する歯周病患者に対して，歯周基本治療はHbA1cの改善に有効であり，歯周基本治療の実施を強く推奨している. 特に中年期以降では口腔清掃の不良，咀嚼力の低下，喫煙，過度の飲酒等の生活習慣のリスクファクターの影響が大きく，歯周病に対する保健指導においては生活習慣をチェックすることで，自身の問題点を改善する目安になり効果的な指導を行うことができる.

2. 中年期・高齢期によくみられる歯科疾患の病態や発生機序

1）う蝕 [1]

中年期・高齢期では修復物の辺縁に生じる二次う蝕やクラウンの中のみえない部分でのう蝕が問題になる. また歯周ポケット内も含め根面う蝕や，バイオフィルムの付着しやすい鉤歯のう蝕も多い. 薬物の服用や加齢による唾液の分泌不足，ADLの低下による口腔清掃自立度の低下も高齢者にとってはう蝕発生の大きな要因になる. 歯周病（後述）とならび，歯科の二大疾患の1つである.

う蝕の発生には細菌叢（微生物）（*Streptococcus mutans*などに代表されるう蝕原因菌の数），食事性基質（糖分の摂取法，キャラメルやチョコレートなどの粘着性食品の摂取頻度，間食の回数など），宿主および歯（歯質，歯並び，唾液，健康状態，生活習慣など）が関連し，これら因子がすべてそろったときに発症する.

根面う蝕は歯肉退縮あるいは歯周病により露出した歯根面に発病するう蝕で，セメント－エナメル境（cement-enamel junction：CEJ）部，あるいはその根端側にミュータンスレンサ球菌，乳酸桿菌，*Actinomyces viscosus*を主体としたう蝕原因菌が集積して有機酸を発生する慢性う蝕の1つである. 慢性う蝕として経過するため，疼痛を伴わないことが多く，黒褐色を呈することが多い. 歯冠部う蝕と同様に，う蝕の重症度は，①口腔内の酸産生菌のレベルと発病能力，②飲食物の酸産生能力と1日の摂取頻度，③脱灰に対する歯の抵抗性に依存する.

歯周病の進行や治療によって歯肉退縮がみられ，歯根面が露出することでう蝕に罹患し

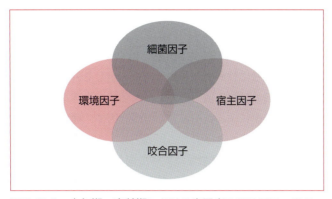

図Ⅰ-5-2　中年期・高齢期における歯周病のリスクファクター

やすい状況が生じる．根面う蝕は，セメント質や象牙質から起こるので進行も早く，歯の喪失の原因となる疾患であり注意を要する．根面う蝕の有病者率は，加齢と共に増加し，日本人では20歳代から徐々に増加し，50歳代以降でピークを示す．一般的に女性よりも男性の有病率が高いと報告されている．

また，一度治療した歯が再度う蝕に罹患する二次う蝕は，修復物の隙間に起こるう蝕で，修復物の辺縁は清掃が困難であることが多く，プラークが溜まりやすく二次う蝕が発生しやすい．二次う蝕の治療は残存歯質をさらに切削することになり，歯の予後を悪化させる．

2）歯周病[1-3]

歯周病は，歯肉の炎症が進行し歯周組織にまで及び，歯槽骨の吸収がみられる状態である．歯肉の発赤，腫脹を発症しプラークや歯石の沈着を伴う．歯の周囲には歯周ポケットが形成され，歯肉辺縁やポケット底部を歯周プローブなどで滑走させると出血する．歯槽骨の吸収に伴い，歯肉退縮も進行し中等度から重度の歯槽骨吸収を伴う歯周病では歯の動揺も認められる．

慢性歯周炎は口腔清掃が不十分なために起こるプラークの蓄積が直接的な因子で，中でも歯周病原細菌の一種である*Porphyromonas gingivalis*は深いポケット内に生息し炎症を引き起こすとされている．歯周病の直接的原因は細菌因子であるが，間接的原因として不正咬合などによる咬合因子や喫煙等の環境因子，年齢や全身疾患を含む宿主因子など多岐にわたる（図Ⅰ-5-2）．

歯周病の予防には，原因であるプラークを毎日のセルフケアと定期的なプロフェッショナルケアで除去することが重要である．また，ほかのリスクファクターの影響を少なくする生活習慣に関する指導が求められる．歯科受診の機会には患者の生活環境や身体状況に合わせた動機づけを行う必要がある．

中年期では，治療済みの歯や複雑な補綴装置も増え，口腔清掃は困難になる．そのため，歯間ブラシやデンタルフロスなどの補助的清掃用具や歯磨剤，含嗽剤などをセルフケアに取り入れることを提案すると共に，歯科衛生士によるプロフェッショナルケアを効果的に活用することの有用性を理解してもらい，定期受診につなげることが重要である．

3）歯の破折と tooth wear[1]

　高齢期まで多くの現在歯を保存できるようになったが，外力や咬合によって，歯冠や歯根が破折し，補綴治療や抜歯を余儀なくされることも多くなってきた．中年期以降では，若年者に多い転倒などで急激に強い力が歯に作用して生じる外傷性のものではなく，大きなう窩や修復物，根管支持の補綴装置，あるいは歯頸部の大きなくさび状欠損などによる健全歯質の菲薄化，支台装置による負担過重などが原因で，通常の咬合力や小さな外力による歯の破折が生じることが多くなってきている．

　Tooth wear とは，酸蝕，咬耗，摩耗によって歯の実質欠損を生じることで知覚過敏や咀嚼障害，審美障害が生じた状態である．酸蝕は歯が酸によって化学的に溶解されること，咬耗は歯と歯の接触によりすり減ること，摩耗は歯以外の物理的な方法・手段によりすり減ることと定義されている．咬合による歯への荷重のひずみによる歯質の喪失をアブフラクションとよぶこともある．酸性の強い食品の摂取，胃食道逆流症，ブラキシズムなどの習癖やジスキネジアなどの確認が必要である．

4）口腔機能の低下 [1, 5〜7]

　中年期・高齢期において，口腔の健康への意識が低下すると，定期的な歯科受診をやめ，セルフケアもおろそかになり，う蝕が多発し歯周病も悪化する．硬いものや繊維のあるものが食べにくくなると，それらの食品を食べなくなったり，容姿や口臭などを意識して，大きく口を開けて会話することを避けたりするようになると，口腔機能は使われなくなり，徐々に低下する．

　滑舌の低下，噛めない食品の増加，むせ，などを放置してしまうと，食欲の低下や食品多様性の低下が生じる．さらに，口腔機能が低下し低栄養，サルコペニアのリスクが高まり，最終的に食べる機能の障害に至る．このような意欲の低下，栄養状態の悪化，筋肉の減少を経て，最終的に生活機能障害に至るといった栄養（食／歯科口腔）からみた虚弱型フローがオーラルフレイルとして提唱された．

　その後オーラルフレイルは「老化に伴う様々な口腔の状態（歯数・口腔衛生・口腔機能など）の変化に，口腔の健康への関心の低下や心身の予備能力低下も重なり，口腔の脆弱性が増加し，食べる機能障害へ陥り，さらにはフレイルに影響を与え，心身の機能低下にまで繋がる一連の現象及び過程」と定義された．さらに 2024 年にはオーラルフレイルを，歯科医療専門職以外でも評価できるよう「Oral frailty 5-item Checklist：OF-5」が開発公開された（図Ⅰ-5-3）．

　この 5 項目は「残存歯数の減少」「咀嚼困難感」「嚥下困難感」「口腔乾燥感」「滑舌低下（舌口唇運動機能の低下）」とし，このうち 2 つ以上該当の場合にオーラルフレイルと定義している．OF-5 を活用して，地域の高齢者の全身状態や口の機能の低下の状態に応じ，地域保健事業や介護予防事業など各種事業を整備し，オーラルフレイル対策を進め，国民の安定した食および栄養管理，社会的フレイルの予防が推進されることが期待されている．

　口腔機能の低下がさらに進んだ場合には，専門知識をもつ医師・歯科医師による口腔機能低下症への対応が必要となる．口腔機能低下症を構成する症状と検査法を表Ⅰ-5-1に

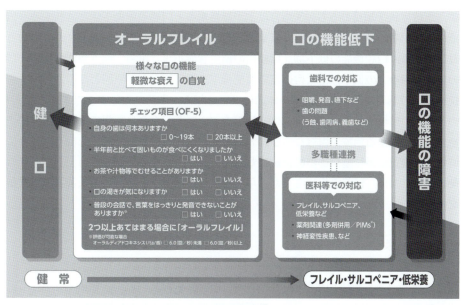

図Ⅰ-5-3　Oral frailty 5-item Checklist：OF-5[7]

表Ⅰ-5-1　口腔機能低下症を構成する症状と検査法[6]

下位症状	検査項目	該当基準	検査値	該当
①口腔衛生状態不良	舌背上の微生物数	3.162×10^6 CFU/mL 以上	CFU/mL	☐
	舌苔の付着程度	50% 以上	%	
②口腔乾燥	口腔粘膜湿潤度	27 未満		☐
	唾液量	2 g/2 分以下		
③咬合力低下	咬合力検査	350 N 未満（デンタルプレスケールⅡ・フィルタあり） 500 N 未満（デンタルプレスケールⅡ・フィルタなし） 200 N 未満（デンタルプレスケール） 375 N 未満（Oramo-bf）	N	☐
	残存歯数	20 本未満	本	
④舌口唇運動機能低下	オーラルディアドコキネシス	どれか1つでも，6 回/秒未満	「パ」　回/秒 「タ」　回/秒 「カ」　回/秒	☐
⑤低舌圧	舌圧検査	30 kPa 未満	kPa	☐
⑥咀嚼機能低下	咀嚼能力検査	100 mg/dL 未満	mg/dL	☐
	咀嚼能率スコア法	スコア 0，1，2		
⑦嚥下機能低下	嚥下スクリーニング検査（EAT-10）	3 点以上	点	☐
	自記式質問票（聖隷式嚥下質問紙）	A が 1 項目以上		

該当項目が3項目以上で「口腔機能低下症」と診断する．　　　　該当項目数：＿＿

示す．下位症状 7 項目のうち，3 項目以上が該当すると口腔機能低下症と診断する．口腔機能には，咀嚼・嚥下，唾液分泌，言葉を発音する，表情をつくる，噛み合わせの力と感覚などがある．口腔機能の低下は，口腔内の衛生状態不良，咀嚼・嚥下機能の低下，口の中の乾燥，噛む力の低下，舌と唇の運動機能低下，低舌圧などが原因となる．

　口腔機能の低下によって，食事や体調に影響を与え，生活に支障をきたす恐れがある．そのため，口腔機能低下症への対応は，栄養をベースとした全身状態の維持を目的に，う蝕や歯周病に対する治療，歯冠ならびに欠損補綴のほか，口腔機能管理を行う．さらには口腔機能の検査結果に基づき口腔機能に対するトレーニングの指導を行い，口腔機能の改善をはかると共に，口腔機能にあった食事，食環境の提案などを行い，栄養状態の維持改善をはかる．

5）口腔粘膜疾患

(1) 口腔乾燥症（ドライマウス）[8]

　関連 4 学会（日本口腔内科学会，日本歯科薬物療法学会，日本老年歯科医学会，日本口腔ケア学会）合同口腔乾燥症用語・分類検討委員会が作成した口腔乾燥症の新分類によると，「口腔乾燥症とは自覚的な口腔乾燥感または他覚的な口腔乾燥所見（唾液の量的減少と唾液の質的変化を含む）を認める症候をさす」と定義されており，「唾液分泌量の減少あるいは分泌唾液の質的変化があるもの」と「唾液分泌量の減少と分泌唾液の質的変化のいずれもないもの」に分類される．前者には，シェーグレン症候群，唾液腺疾患，精神的ストレスや薬剤の副作用などによる口腔乾燥症が，後者には口呼吸や心因性などによる口腔乾燥症が含まれる．原因に応じて，薬物療法，口腔保湿剤や唾液腺マッサージなどの対症療法を行う．

　糖尿病，加齢，放射線治療，口呼吸なども原因となり，症状としては，口や喉が乾く，う蝕，嚥下困難，食塊形成不良，味覚異常がある．

(2) 口腔カンジダ症[1]

　カンジダ菌の感染によって生じる感染症で，おもな起炎菌は *Candida Albicans* である．宿主の感染防御機能の低下に伴い引き起こされる．加齢，ステロイドや免疫抑制剤の使用，がん，化学療法中，唾液分泌量の低下，義歯の清掃不良なども誘因となる．

　偽膜性カンジダ症では偽膜が粘膜表面に付着するが，ガーゼなどで拭うと剥離できる．紅斑性カンジダ症は萎縮や紅斑を特徴とし，疼痛を伴う．義歯性口内炎は義歯床下粘膜異常のなかで，*Candida Albicans* の感染などにより生じる非特異的炎症とされ，紅斑性カンジダ症としての病型をとる場合が多い．肥厚性カンジダ症においては粘膜上皮が過角化し，硬く肥厚した上皮が形成される．治療法は口腔衛生管理と抗真菌薬の局所使用または内服などである．

(3) 口腔がんと口腔潜在的悪性疾患[1, 9]

　口腔がんは口腔内にできる悪性腫瘍（がん）の総称で 90％以上を扁平上皮癌が占める．発生部位としては舌がん（60％），下歯肉がん（11.7％），口腔底がん（9.7％），頬粘膜がん（9.3％），上顎歯肉がん（6.0％），硬口蓋がん（3.1％）となっている．日本における口腔がんの発生頻度は全がんのほぼ 1％，頭頸部がんが 4％を占める．口腔がんの発生

年齢は中年期，高齢期に多く，50 〜 60 歳代が最も多い．男女比は 3：2 で男性に多く，高齢化に伴って口腔がんの発生頻度も増加している．原因として喫煙，飲酒，口腔内の不衛生，炎症などが関係しているといわれている．

口腔潜在的悪性疾患は臨床的に明確な前駆病変であるか正常粘膜であるかにかかわらず，口腔における癌の発生リスクを有する臨床的状態と定義されている．口腔潜在的悪性疾患には紅板症，白板症，扁平苔癬，口腔粘膜下線維症，先天性角化不全症，無煙タバコ角化症，リバーススモーキング関連口蓋病変，慢性カンジダ症，円板状エリテマトーデス，梅毒性舌炎，日光性角化症（口唇のみ）がある．口腔白板症は，舌や歯肉，頬粘膜などによくみられる白斑状のざらざらした病変で，この病変の約 3 〜 14.5％は，将来がん化するといわれている．

口腔がんの治療は，手術，放射線治療，化学療法，免疫療法などがある．口腔がんの治療法は，がんの進行度合いや患者の状態によって異なる．口腔潜在的悪性疾患の治療は，手術か化学療法，保存的療法が選択されることが多い．口腔がんも口腔潜在的悪性疾患も視認することができ，中年期以降に増加することから，歯科保健指導時には歯や歯周組織だけでなく，必ず口腔内全体を確認し，異常を認めた場合は，専門医療機関に受診させなければならない．

3. 中年期・高齢期に特徴的な全身状態

1）認知機能の低下 [1]

理解，判断，論理といった認知機能が低下した状態をさし，主要な原因は加齢で，個人差はあるものの，60 歳を超えると認知機能の低下がみられるようになる．しかし，その程度や進行速度は生活環境などさまざまな要因で異なる．加齢以外にも認知症や神経系疾患，脳血管障害，精神疾患などのさまざまな病気や，抗精神病薬，抗うつ薬などの薬剤が原因となる．認知機能が低下すると「記憶障害」「失語」「失行」「失認」「遂行（実行）機能障害」が生じる．

軽度認知機能障害（Mild Cognitive Impairment：MCI）は物忘れが主たる症状で，日常生活への影響はほとんどなく，正常と認知症の中間の状態で，次の 5 項目で定義される．

①年齢や教育レベルの影響のみでは説明できない記憶障害が存在する．

②本人または家族による物忘れの訴えがある．

③全般的な認知機能は正常範囲である．

④日常生活動作（ADL）は自立している．

⑤認知症ではない．

軽度認知機能障害は 1 年で 10 〜 15％が認知症に進行することから，この段階で適切な治療・予防をすることで，認知機能の回復や認知症の発症を遅らせることができると考えられている．

認知症は正常に発達した認知機能が，後天的な脳の器質的な障害により低下した状態であり，中核症状としては，記憶障害のほか，言語機能，見当識，視空間認知機能，遂行（実行）機能，知的機能などの低下を示す．二次的に現れる症状として，幻覚，妄想，徘

徊，昼夜逆転，抑うつ，不安・焦燥，易怒性，暴言，暴力などが認められることがある（Behavioral and Psychological Symptoms of Dementia：BPSD）．認知症にはアルツハイマー型認知症，脳血管性認知症，レビー小体型認知症，前頭側頭型認知症などさまざまな病型があり，それぞれ症状や経過が異なるため，それぞれの病態，経過に合わせた対応が必要となる．

2019年には認知症施策推進大綱が取りまとめられ，認知症になっても希望と尊厳をもって住み慣れた地域で自分らしく暮らし続けられる「共生」を目指し，「認知症バリアフリー」の取り組みを進めていくと共に，認知症発症予防や進行を穏やかにすることを含めた「予防」の取り組みを政府一丸となって進めるため，①普及啓発・本人発信支援，②予防，③医療・ケア・介護サービス・介護者への支援，④認知症バリアフリーの推進・若年性認知症の人への支援・社会参加支援，⑤研究開発・産業推進・国際発展の5つの主要施策を，認知症の人やその家族の視点に立って推進することとなった．

2024年には，認知症の予防等を推進しながら，認知症の人が尊厳を保持しつつ社会の一員として尊重される社会の実現を図るため，認知症に関する施策に関し基本理念を定め，国，地方公共団体等の責務を明らかにし，および認知症施策の推進に関する計画の策定について定めると共に，認知症施策の基本となる事項を定めること等により認知症施策を総合的かつ計画的に推進することを目的に認知症基本法が施行された．

2) メタボリックシンドローム，フレイル，ロコモティブシンドローム，サルコペニア [1, 10, 11]

メタボリックシンドロームは内臓肥満に，高血圧，高血糖，脂質代謝異常が併存することにより，心疾患や脳卒中などになりやすい病態である．我が国の診断基準（2005）は，腹囲が男性85 cm，女性90 cm以上で，血圧130/85 mmHg以上，中性脂肪150 mg/dL以上かつ/またはHDLコレステロール40 mg/dL未満，空腹時血糖値110 mg/dL以上の3項目のうち2項目以上を満たす場合とされている．

フレイルはfrailtyの日本語訳で，身体的フレイルはFriedらによる表現型モデルに基づき，①活動性低下，②筋力低下，③動作の緩慢性（歩行機能の低下），④疲れやすさの増悪，⑤体重減少の5つの徴候のうち3つ以上に該当する場合と定義される．さまざまな外的なストレスに対する脆弱性が亢進した健常と要介護の中間の状態で，適切な支援などにより健常に戻りうる状態として扱われる．身体的フレイルのほか，精神・心理的フレイル，認知的フレイル，社会的フレイル，オーラルフレイルなどが提唱されている．これらは適切な支援などにより健常な状態に戻りうる状態とされている．

サルコペニアは加齢に伴う筋肉量の減少をさす概念で，進行性，全身性に認める筋肉量減少と筋力低下であり，身体機能障害，QOL低下，死のリスクを伴うと定義されている．加齢以外の要因の筋力，筋肉量の低下をミオペニア，加齢による筋力低下をダイナペニア，基礎疾患による筋肉の損失を特徴とする複合的な代謝異常症候群を悪液質（カヘキシア）とよぶ．筋肉量は中年期から減少し，高齢期になると自覚症状が現れるようになる．サルコペニアの症状としては，手足が細くなる，歩行ができなくなる，ものをうまく飲み込めないなどで，治療法には，運動療法，栄養療法，薬物療法などがある．

5章　中年期・高齢期

② 中年期・高齢期の歯科保健指導

　中年期・高齢期の歯科保健指導では，う蝕や歯周病などの歯科疾患の発症予防と進行抑制に加えて，口腔粘膜疾患への対応，口腔機能にも着目した歯科保健指導が必要である．また生活習慣病をはじめ全身疾患の状態や服薬状況も把握し，口腔と全身状態の関連を踏まえた歯科保健指導・食事指導も重要である．

1. 歯の喪失を予防する歯科保健指導

　中年期・高齢期では，歯肉退縮やブリッジ等の補綴装置・義歯の装着などによりう蝕や歯周病が進行しやすく，高度なセルフケアが求められる口腔環境である場合が多い．特に高齢期では，加齢による認知機能や巧緻性の低下によりセルフケアが不十分になることも多く，定期的なプロフェッショナルケアも重要となる．

1）セルフケア

　ブリッジなどの補綴装置が入った歯のほか，両隣の歯を喪失した孤立歯，対合歯がない歯などはプラークが付着しやすく，う蝕や歯周病のリスクが高い部位となる．特に孤立歯は，義歯のクラスプをかける歯であることが多いため1本の歯にかかる負担が大きく，プラークも付着しやすいため歯の喪失リスクがより大きい．歯ブラシのみでの清掃は困難であることから，ワンタフトブラシや歯間ブラシなどの補助清掃用具を用いて，歯の近遠心を磨くよう指導が必要である．また，部分床義歯の清掃不良により，クラスプ周囲の歯の衛生状態が悪化するため，義歯の清掃指導も重要である．

2）フッ化物の応用

　中年期から高齢期に多くみられる根面う蝕・二次う蝕の予防では，フッ化物配合歯磨剤の使用や歯科医院でのフッ化物塗布も有効である．2023年1月に発表された「4学会合同のフッ化物配合歯磨剤の推奨される利用方法」（日本小児歯科学会・日本口腔衛生学会・日本歯科保存学会・日本老年歯科医学会）では，6歳～成人・高齢者には1450 ppmFのフッ化物配合歯磨剤の使用が推奨されている[12]．ブラッシングの後は歯磨剤を軽くはき出す，うがいをする場合は少量の水で1回のみとするなど，適切な使用法についても指導する（p. 45，78参照）．ただし，要介護者で嚥下障害を認める場合は，ブラッシング時に唾液や歯磨剤を誤嚥する可能性もあるので，ガーゼ等による吸水や吸引器を併用するなどの配慮が必要である．

3）口腔粘膜疾患への対応

（1）口腔乾燥症

　唾液分泌量の低下から味覚障害や舌痛が生じ，咀嚼や嚥下，会話等が困難となりQOLが著しく低下する．また，う蝕や歯周病の発生や急速な進行，口腔粘膜の外傷や灼熱感，義歯装着困難，そしてカンジダ症などの口腔感染症など，さまざまな疾患が引き起こされ

101

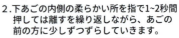
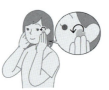
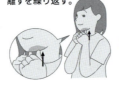

図Ⅰ-5-4　唾液腺マッサージ（北海道歯科衛生士会作成．https://doueikai.com/download/）

る．口腔乾燥症への対応では，全身状態や服薬状況，生活状況にも留意した指導が必要である．

①水分の摂取・脱水

高齢者では，寒暖差の感覚が鈍く体内に熱がこもりやすく脱水になりやすい．頻繁にトイレに行くことを避けるために，水分摂取量を控える者もいることから，適切な水分摂取が必要である．また，水分を保持できる筋肉量を維持できるような食事指導も大切である．

②口腔衛生状態の維持・改善

口腔乾燥により自浄作用が低下しプラークの粘着性が増すため，う蝕や歯周病の発生リスクが高まると共に，急速に進行しやすくなる．適切なセルフケア・プロフェッショナルケアにより，口腔衛生状態の維持・改善を図ることが大切である．

③よく噛む，よく話す

咀嚼や会話は唾液の分泌を促している．欠損歯や歯痛があると，咀嚼がうまくいかず，唾液分泌の十分な刺激が得られずに唾液分泌量が減少するため，しっかり咀嚼できる歯・口腔機能の維持は重要である．さらに，食べ物の味と香りを楽しみながらゆっくりと食事をすることで，味覚や嗅覚による刺激を得て唾液分泌の促進につながる．また，話し相手がいないなどの独居高齢者では，会話により口を動かすことが少なくなる．口腔の協調運動でもある「ぶくぶくうがい」を日常的に取り入れることも有効である．

④唾液腺マッサージ，口腔粘膜への刺激

唾液分泌がある程度期待できる場合は，大唾液腺（耳下腺・顎下腺・舌下腺）をマッサージして唾液分泌を促すことも効果的である（図Ⅰ-5-4）．ホットタオルで唾液腺を温めることも，唾液腺への血行改善につながるとされている．また，ブラッシング時の頰や舌への刺激，舌回し運動などの口腔体操も口腔粘膜への刺激となり，唾液分泌の促進につながるとされている（図Ⅰ-5-5）．

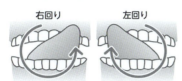

舌回し運動をしてみましょう！

1. まず唇を閉じます。
2. つぎに舌の先で左右どちらかの頬の内側を強く押してから、舌の先を上唇か下唇の内側にずらすように、強く押しながらゆっくり動かします。
3. 右回り、左周りをそれぞれ10回ずつ行いましょう。

舌は筋肉の塊です。舌をよく動かすことで飲み込みも良くなります。
また、唾液の分泌も促進されるので唾液腺マッサージと合わせて行うと効果的です。
その他にも色々なトレーニング方法があります。是非お近くの歯科医院でご相談下さい！

図Ⅰ-5-5　舌回し運動（北海道歯科衛生士会作成．https://doueikai.com/download/）

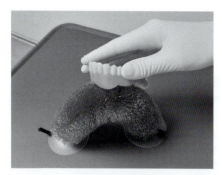

図Ⅰ-5-6　自助ブラシの使用

⑤原因疾患の治療，服薬状況の確認

　口腔乾燥を引き起こす疾患の治療だけでなく，服薬状況の確認も重要である．抗ヒスタミン薬，降圧薬，精神科で処方される薬などは唾液の分泌低下を引き起こすとされている．また，多剤併用・服用（ポリファーマシー）が原因の場合もある．主治医と相談のうえ，可能であれば薬の変更，削減の検討が必要である．

⑥口腔保湿剤の使用

　現在，さまざまな口腔保湿剤が販売されており，乾燥の程度や使用状況，目的に合わせて選択する必要がある．ジェルタイプは保湿効果が高く，液体タイプの湿潤剤は加湿効果が高い．乾燥の程度が強い場合は，液体タイプの保湿剤で十分に加湿した後，ジェルタイプの保湿剤で保湿を行うなど組み合わせて使用することも効果的である．さまざまな味，使用感の保湿剤が販売されているため，患者の嗜好に合わせた選択もよいであろう．

(2) 口腔カンジダ症

　口腔カンジダ症は高齢者に多くみられる疾患である．口腔乾燥への対応，義歯の管理，口腔衛生状態への指導が必要である．また，気管支ぜんそくなどの治療薬としての吸入薬使用者，経口摂取が困難な要介護高齢者にも，発症が多い傾向があるため，服薬状況や食事の状況も把握する必要がある．

　口腔カンジダ症の予防では，特に義歯の管理に留意する．真菌が定着しやすいため，義歯ブラシを使用しての機械的清掃に加えて，義歯洗浄剤を使用しての化学的清掃が必須である．手指の巧緻性低下や麻痺などによりブラシで十分に清掃できない場合は，自助ブラシの使用（図Ⅰ-5-6）や介護者による介助も必要となる．

2. 食事指導

　う蝕や歯周病を防ぐための食事指導は基本的に若年者と変わりはないが，これまでの食事・生活習慣をよく聞きとったうえでの指導が必要である．例えば，歯の硬組織を脱灰す

表Ⅰ-5-2　ブレスローの７つの健康習慣

①喫煙をしない
②定期的に運動をする
③飲酒は適量を守るか，しない
④１日７〜８時間の睡眠をとる
⑤適正体重を維持する
⑥朝食を食べる
⑦間食をしない

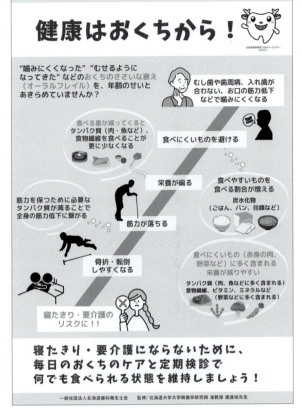

図Ⅰ-5-7　オーラルフレイルについて患者指導媒体の例
（北海道歯科衛生士会作成．https://doueikai.com/download/）

る酸性度の高い酢のような食品は酸蝕症の発症リスクとなるが，健康志向で日常的に摂取している者もしばしばみられる．食事指導においては，一方的にリスクだけを伝えて禁止するのではなく，これまでの患者の嗜好や考え方に寄り添いながらも，歯科専門職として口腔内への影響を伝える工夫が求められる．

中年期・高齢期の食事指導では，歯科疾患の予防だけでなく全身の健康状態を維持向上するための食事指導を行う必要がある．生活習慣病の予防として知られているブレスローの７つの健康習慣では，禁煙や運動，食事などの改善が必要とされている（表Ⅰ-5-2）[13]．

栄養バランスのとれた食事を摂るためには，良好な歯・口腔機能が必要不可欠である．口腔機能低下症は50歳からが対象となっており，その約３割は口腔機能低下症に該当すると報告されている．口腔機能低下により硬いものが噛めなくなると肉や野菜など歯ごたえのある食品を避け，やわらかく食べやすい食品に偏りがちである．その結果，さらに咀嚼機能の低下をまねき，低栄養や要介護リスクにもつながる（図Ⅰ-5-7）．また，やわらかい食べ物は歯に付着しやすくプラークを形成しやすいため，う蝕や歯周病のリスクにもつながる．

バランスのよい食事を心がけ，両側の歯でしっかり噛める良好な歯・口腔機能を維持す

表Ⅰ-5-3　加齢と共に現れる消化機能の低下	表Ⅰ-5-4　低栄養の起因となる社会環境の変化
・食道狭窄による通過食品の減少 ・消化酵素量の減少 ・消化吸収量の減少 ・排便能力の低下	・配偶者の死別や子どもの自立による独居 ・ADL 低下による社会参加の減少 ・地域に根づいた小規模店舗の減少 ・郊外型大型スーパーによる多量販売の増加

ることは，中年期・高齢期の食事指導において重要な視点である．一方で，口腔機能低下が進行し口腔機能障害へ陥った者に対しては，咀嚼や嚥下機能に合わせた食形態の選択も必要となる（詳細はⅡ編以降参照）．

　加齢に伴う身体機能の低下では，唾液分泌の減少による口腔内の乾燥，咀嚼筋の減少による咀嚼力の減退，味蕾数の減少による味覚の低下や嗅神経細胞の減少による嗅覚の低下による食欲の減退，消化能力の低下などが起きて，健康的な生活を送るために必要なエネルギー量の確保が十分にできない可能性がある．さらに「食べよう」「食べたい」という，食べる意識や意欲が低下することもあり，食欲を向上できるような指導も重要である．

　高齢者の低栄養が話題になる半面で，令和元年国民健康・栄養調査結果では 75 歳以上の肥満の割合は男性 28.5％，女性 26.4％と報告されている[14]．高齢者における肥満は慢性疾患発症のほか，ADL の低下，QOL の低下などのリスクになりやすいことが報告されている．

1）消化機能・味覚の低下

（1）消化機能の低下が及ぼす栄養摂取状況の変化

　高齢者では消化機能が低下すると考えられている（表Ⅰ-5-3）．その理由として，各種の消化腺の細胞は加齢により萎縮するため，消化液が減少し，消化酵素量も減少することがあげられている．ただし，健康な高齢者における消化・吸収能力の加齢変化は少ないため，口腔や歯の健康状態が良好であれば，咀嚼により唾液分泌も促進され消化機能によい影響を与える．

（2）味覚の低下（変化）と栄養摂取状況の関係

　加齢により味蕾数が減少することにより，高齢者では味覚の閾値の上昇がみられる．甘味，酸味，塩味，苦味，旨味のうち，とくに塩味の閾値が上昇するため，塩分の摂取量が増える傾向にある．また，糖尿病による味覚障害では濃い味を好み食事の味が濃くなる傾向にあり，糖分や塩分を取り過ぎてしまい糖尿病や高血圧を悪化させる危険性もある．

2）社会環境の変化

　高齢者が低栄養に陥る要因はさまざまであるが，貧困，独居などの増加に伴う社会環境の変化も大きな要因である（表Ⅰ-5-4）．一人暮らしで孤独に食事をすることで，食事の摂取量が減少するとの報告もある．65 歳以上の一人暮らしの者は増加傾向を示しており，2020 年には男性で 15.0％，女性 22.1％であり，2040 年には男性で 20.8％，女性 24.5％になると予測されている[15]．歯科診療所においても患者の社会的環境の変化やさまざまな要因を把握したうえでの，適切な栄養指導が求められるだろう．

3）不足しがちな栄養素

　日本人の食事摂取基準 2020 年版では，前期および後期高齢者の目標とする肥満指数（Body Mass Index：BMI）の範囲は 21.5 〜 24.9 とされている．中年期では肥満予防が求められるが，高齢者では低栄養予防を念頭におく必要がある[16]．

　口腔機能の低下・摂食嚥下機能の低下がみられると，必要な栄養が十分に摂取できず，栄養素全般が不足する．特にたんぱく質の摂取量の減少は筋肉量減少につながることから，高齢者では注意すべき点である．また，高齢者では 5 〜 6 種類以上の薬剤を服用する多剤併用・服用が多く，このような高齢者は，食欲不振に直接つながるだけでなく，薬の副作用で食欲不振に至ることがあるため，服薬状況も定期的に確認する必要がある．

◆文献◆

1）日本老年歯科医学会．老年歯科医学用語辞典，第 3 版．医歯薬出版，2023，20，139，246，225，94，92，93．

2）日本臨床歯周病学会．歯周病とは．https://www.jacp.net/perio/about/　2024 年 7 月 17 日アクセス．

3）e- ヘルスネット．歯周病とは．https://www.e-healthnet.mhlw.go.jp/information/teeth/h-03-001.html　2024 年 7 月 17 日アクセス．

4）日本歯周病学会．糖尿病患者に対する歯周治療ガイドライン，改訂第 3 版．医歯薬出版，2023，47-60．

5）e- ヘルスネット．口腔機能の健康への影響．https://www.e-healthnet.mhlw.go.jp/information/teeth/h-08-001.html　2024 年 7 月 17 日アクセス．

6）日本歯科医学会．口腔機能低下症に関する基本的な考え方：https://www.jads.jp/assets/pdf/basic/r06/document-240329.pdf　2024 年 7 月 17 日アクセス．

7）日本老年医学会，日本老年歯科医学会，日本サルコペニア・フレイル学会．オーラルフレイルに関する 3 学会合同ステートメント．https://www.jstage.jst.go.jp/article/jsg/38/supplement/38_86/_pdf/-char/ja 2024 年 7 月 17 日アクセス．

8）4 学会合同口腔乾燥症用語・分類検討委員会．2022 年　口腔乾燥症の新分類．老年歯医．2023；37(3)：E20-22．

9）伊東大典ほか．口腔潜在的悪性疾患−本邦での新たな疾患概念の提唱−．日口内誌．2020；26(1)：1-7．

10）荒井秀典ほか．フレイルハンドブック 2022 年版．ライフ・サイエンス，2022，4．

11）葛谷雅文．サルコペニアの診断・病態・治療．日老医誌．2015；52：343-9．

12）日本口腔衛生学会ほか．4 学会合同のフッ化物配合歯磨剤の推奨される利用方法．https://www.kokuhoken.or.jp/jsdh/news/2023/news_230106.pdf　2024 年 7 月 17 日アクセス．

13）Belloc NB et al. Relationship of physical health status and health practices. Prev Med. 1972; 1(3): 409-21.

14）厚生労働省．令和元年国民健康・栄養調査結果の概要．https://www.mhlw.go.jp/stf/newpage_14156.html　2024 年 7 月 17 日アクセス．

15）内閣府．令和 4 年版高齢社会白書（全体版）．https://www8.cao.go.jp/kourei/whitepaper/w-2022/html/zenbun/s1_1_3.html．2024 年 7 月 17 日アクセス．

16）厚生労働省．日本人の食事摂取基準（2020 年版）の概要．https://www.mhlw.go.jp/stf/newpage_08415.html．2024 年 7 月 17 日アクセス．

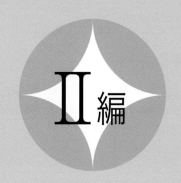

Ⅱ編

生活の質の向上に向けた口腔機能の
獲得・維持・向上における歯科保健指導

1章 乳幼児期および少年期

1 口腔機能の獲得に影響を及ぼす習癖

1. 吸指癖

(1) 症状

　指しゃぶりともいわれる口腔習癖である．これは胎生期から行われており，胎生20週から拇指を口腔内に入れる動きが認められ，胎生24週から拇指を口腔内に入れて吸啜している[1]．出生直後に吸指癖は行わないが，徐々に認められるようになる．1歳を過ぎると習慣が定着しやすくなり，2歳で頻度が多くなる[2]．

　自分で自らの口腔内や顎顔面を触れるため，感覚刺激を受容させるための機会となることから，3歳までは経過観察と考えて問題ない[1,3]．3歳過ぎると頻度は減り4～5歳からは減少傾向となる[2]．指種は拇指が多いが，他の指を吸う場合もあり，1指の場合もあれば複数吸う場合もある（図Ⅱ-1-1）．

(2) 時期

　3歳までは一般的に認められることがある．4歳過ぎても吸指癖が残る場合もある．

(3) 理由

　吸啜反射の消失に伴い習慣が継続しているため（習慣化）と考えられる．断乳時では授乳の代償や，心理的安定，精神的な不安などが原因と考えられている．

(4) 口腔機能への影響

　固有口腔内に指があることで，口腔周囲筋（口輪筋，頰筋など）と舌筋の動きの調和や，骨の成長にも影響を与える．そのため，歯列や咬合のバランスを乱し，不正咬合の原

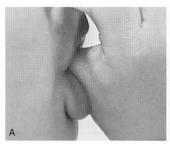 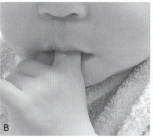 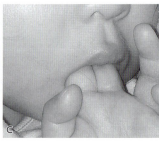

図Ⅱ-1-1　吸指癖
A：拇指を吸引．B：人さし指を吸引．C：人さし指と中指の2指を吸引．

因となる．開咬，上顎前歯唇側傾斜，上顎歯列弓狭窄，下顎前歯舌側傾斜，臼歯部交叉咬合などへの影響がある[3]．

(5) 指導内容

3歳までは経過観察で問題ないため，強制的に止めさせる指導はしない．指導には，家庭や生活環境の確認も必要となる．精神的な不安を感じていることが多いと，吸指癖も継続することが考えられるためである．3歳以降になると，ことばの理解も進むため，応用行動分析などを用いて指導することができる．

例えば，《先行事象として"吸指癖がある"⇒「口に指を入れないとかっこいいよ／かわいいよ」⇒"本人理解する"⇒行動として"指を口に入れない"⇒できたことをほめる（重要）⇒本人うれしい気持ちになる⇒"指を入れないとほめられる"ことを理解する⇒"指を口に入れない"が継続する》のように，ほめて伸ばす対応ができるようになる．

4歳以降では，吸指癖の頻度，吸う強さと吸う時間や，現状の歯列咬合によって，指導内容は変わってくる．おおむね4歳～5歳の間で減少するが，5歳以降も続くようであれば止めるように指導を行う．強く指導しすぎると，隠れて強く吸ってしまう可能性があることから注意が必要である．また，対象児の背景に沿って指導することが重要であり，一律的な指導はしないようにする．

指を吸っていることを意識させるために，爪にシールを貼ったり，指サックや手袋を装着させて，指を口に入れる無意識の動きを気づきやすくする方法もある．寝るときのみ吸指癖がある場合は，寝たら外すように努める．また，寝るときに人形などを持たせるなど，指を口に入れない環境を作るのも方法である．視覚情報で達成感を出すには，目標をスモールステップで立てた台帳を作成し，できたことにシールを貼ってほめる方法もある．しかし，できない場合は，負の条件づけになるため注意が必要である．

歯列不正がある場合は，習癖防止装置を作製する症例もあるが，基本的には無理せずに意識づけさせる方法を行う．

2．咬唇癖（吸唇癖）

(1) 症状

主に下口唇を噛んだり，吸ったりする口腔習癖である．他の口腔習癖と比べて頻度は少ないが，2～4歳に多い傾向であり，その後減少する[2]．吸指癖と違い，保護者が気づきにくい特徴がある（図Ⅱ-1-2）．そのため，乳歯列に問題がなければ見落とされる可能性は高い．永久歯の交換時期に，永久歯の不正咬合の可能性を指摘されて，気づく場合もある．保護者との面接時に，咬唇癖がないかそっと確認することも重要である．

(2) 時期

乳児嚥下から成人嚥下に移行時の離乳初期（目安の月齢5，6カ月）までは生理的な現象であるため，離乳食中期（目安の月齢7，8カ月）以降にみられる場合は，癖である可能性が考えられる．

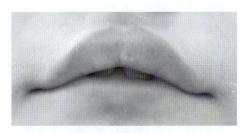

図Ⅱ-1-2 咬唇癖（吸唇癖）
安静時に下唇を巻き込んで噛んでいる．

（3）理由

　吸唇癖は下唇を吸うことが多い．下唇を内転させる動きは，哺乳に関する原始反射が減弱し，乳児嚥下が成人嚥下に移行する離乳食初期から中期かけて認められる．下唇が口腔内に内転することで，嚥下時に舌尖が口蓋に接触する動きを誘導している[4]．やがて口唇機能の成熟（口唇閉鎖）と乳歯の萌出による舌位の変化により[5]，口唇の内転が認められなくなり，中期食に移行後に認められなくなる．しかし，一部，その動きが癖として残ることが原因の1つであると考えられている．また，吸指癖の指の代償として移行することや，精神的な不安で行う可能性も考えられている．

（4）口腔機能への影響

　上下顎前歯部間に口唇があることから，不正咬合の原因となる．基本的に下唇の巻き込みが多く，下顎前歯舌側傾斜，上顎前歯唇側傾斜，上顎前突の原因となる[3]．上唇の巻き込みがあれば，上顎前歯口蓋側傾斜，下顎前歯唇側傾斜，前歯部交叉咬合，反対咬合の原因となる[3]．

（5）指導内容

　無意識を意識させることが重要である．そのため，本人と相談しながら進める．また，不安が原因で行っている場合もあるため，家庭や生活環境の確認は重要となる．口唇の動きを確認することも重要となる．模倣ができれば，口角を左右対称に引き上唇と下唇を広げて「イー」と口唇をすぼめ，口をとがらせる「ウー」を行うときの動きを確認する．口唇の動きがよくない場合は，動きやすくなるように「イー」「ウー」などの能動訓練（筋訓練）を指導することも考慮する．

　口唇閉鎖力が測定できれば確認する．口唇閉鎖力が低い場合は，筋機能療法を行う．前歯部の口腔前庭に紐を付けたボタンを入れて，口唇で抜けないように保持する持久力の訓練などがある．すでに歯列不正がある場合は，オーラルスクリーンやリップバンパーなどの装置を使用することもある．

3. 咬爪癖

（1）症状

　爪を噛む口腔習癖である．爪囲炎やひょう疽の原因にもなる．

（2）時期

　2歳位から認められる[2]．口腔習癖は，年齢と共に消失する傾向であるが，咬爪癖は学童期以降でも発症することが多い．年齢が進むにつれて，口腔習癖のなかで咬爪癖の割合は増えていく傾向である[2]．

（3）理由

　精神的な不安などが考えられている．

（4）口腔機能への影響

　特に認めない．

（5）指導内容

　爪を噛むのだけであれば，歯列や咬合への影響は少ない．指まで入れる場合は，吸指癖への指導も含めて検討が不可欠である．日常生活での問題や，爪周囲への細菌感染対策の

指導が必要になる．

　精神的な不安についてなど，家庭や幼稚園・保育園・学校の様子も含めて生活環境の確認も重要である．本人に確認しながら，不安を取り除く対応が不可欠である．無意識を意識するために，指サックや手袋の使用などで意識させるのも重要である．無理強いすると，左右5指合計10指の爪も噛む場合があるため注意する．1指からでよいので，正常に爪を伸ばすことを目標として，達成時のトークン（トークンエコノミー法）を用いたほめる条件づけで指導することも効果的である．

4. 異常嚥下癖

（1）症状
　乳児嚥下が残存し，成人嚥下に移行できていない嚥下のことである[1, 3]．嚥下時に舌が上下顎前歯間に入る場合や，上下前歯部を舌側や口蓋側から押しつける場合，下顎前歯のみを唇側から押しつける場合がある．歯列に押しつける場合は，舌縁に歯の圧痕がつく場合もある．

（2）時期
　哺乳に関する原始反射が消失後から認められることがある．成人嚥下に移行できるまで続く．

（3）理由
　乳児嚥下では，吸啜反射で口の中に取り込んだ乳汁や人工乳を，舌尖を下顎前歯部歯槽堤の上に乗せて嚥下する．吸啜反射の消失後は，少しずつ嚥下時の舌が口蓋前方部に接するようになり，舌尖を口蓋に押し付け，そこを支点に舌骨，喉頭が上前方に引き上げられる動きで嚥下する成人嚥下に移行する．嚥下時の舌の動きが成人嚥下に移行できずに，舌が前後に動く動きが残ると，異常嚥下癖となる．成人嚥下は，咬筋や側頭筋による閉口筋の活動が認められるが，異常嚥下癖の場合は，口輪筋，オトガイ筋，頬筋の活動が認められる特徴がある．嚥下時に口唇閉鎖できないため，舌で代償していることも考えられる．

（4）口腔機能への影響
　嚥下時に上下顎前歯間に舌が常にある場合や上下前歯を唇側または口蓋側から押し出す力が常に加わるため歯列不正の原因となる．主に，開咬，上下顎前歯の唇側傾斜，上顎前突，空隙歯列を認めることがある[3]（図Ⅱ-1-3）．

（5）指導内容
　嚥下時の舌位の改善が必要である．成人嚥下では嚥下時に，舌尖部が口蓋前方の切歯乳頭部付近に触れるため，適度に開口させて舌尖部で切歯乳頭部付近に触れることができるか確認する．鏡を使って，意識させることも重要である．

　舌が切歯乳頭部付近に触れた状態で嚥下できるように練習する．舌を口蓋に押しつける練習として，舌を挙上させ口蓋に押し

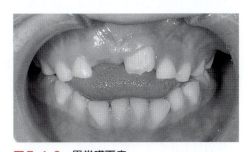

図Ⅱ-1-3　異常嚥下癖
嚥下時に舌の突出があり前歯部が開咬している．

つけてから舌を離すことで音を鳴らす「ポッピング」（舌鳴らし）の練習を行うことも，嚥下時の舌の動きを上下に移行するために効果的である．

　近年，代用甘味料の入ったガムが市販されているため，ガムを使ったトレーニングも行われている[6]．ガムを噛める年齢はさまざまであるがおおむね5歳以降が望ましく，保護者に確認しながら指導する．ガムを左右の乳臼歯で噛むことを意識させたあと，"舌と口蓋でガムを丸くする"練習，丸くできるようになれば"口蓋前方部の切歯乳頭部付近から口蓋ヒダの正中あたりに押しつける（前歯には押しつけない）"練習，そして，"丸くしたガムを押しつけたまま嚥下する"練習の流れである．訓練以外では，舌突出を抑制する習癖防止装置を用いることがある．

5. 舌突出癖

（1）症状

　舌の位置異常であり，歯列弓に入れ込む場合は弄舌癖，歯列を越えて口腔前庭まで出てくる場合は舌突出癖（舌前突出癖）となる[3]．もともと，異常嚥下癖や吸指癖などの開咬になる口腔習癖があり，その結果，舌が上下前歯間に入りやすい環境のため，弄舌癖になることも考えられる（図Ⅱ-1-4）．口唇をなめる癖も加わると口唇炎になる場合もある．

（2）時期

　哺乳に関する原始反射が消失後から認められることがある．

（3）理由

　異常嚥下癖との関係が示唆されている．

（4）口腔機能への影響

　弄舌癖があれば，上下顎前歯間に舌が常にあるため開咬になり，舌突出癖もあれば上下前歯を唇側または口蓋側から押し出す力が常に加わるため，上下顎前歯の唇側傾斜を認めることがある．

（5）指導内容

　安静時の舌位の改善が重要である．指導方法は，異常嚥下癖と同様に筋機能療法で対応する．訓練以外では，舌突出を抑制する習癖防止装置を用いることがある．

6. 口呼吸

（1）症状

　出生後の新生児は鼻呼吸だが，離乳食を食べ始める時期に口腔内の容積も広がり，口呼吸が可能となる．そして，口唇閉鎖機能が獲得され摂食機能獲得が進んでいくに伴い，再び鼻呼吸を行うようになっていく．一方，成長しても鼻呼吸ができない，または，安静時の口唇閉鎖ができないと，口で呼吸を行うようになる[3]（図Ⅱ-1-5）．

（2）時期

　1歳以降から確認される．

（3）理由

　原因は大きく3つ考えられる．
　①鼻声口呼吸：鼻疾患により鼻呼吸できない．

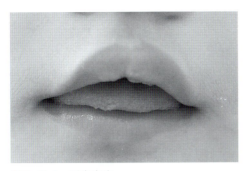

図Ⅱ-1-4　舌突出癖
舌を口唇まで挺出させている．

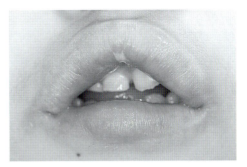

図Ⅱ-1-5　口呼吸

　②歯性口呼吸：不正咬合のため口唇閉鎖
　　困難．鼻疾患はないが鼻呼吸できな
　　い．
　③習慣性口呼吸：口呼吸が習慣化．鼻疾
　　患はないが鼻呼吸しない．

(4) 口腔機能への影響

　口唇閉鎖不全のため，不正咬合の原因となり，開咬，前歯唇側傾斜，上顎前突になる[3]．また，口呼吸のため口腔内が乾燥しやすく，特に上顎前歯部歯肉が肥厚しやすい．

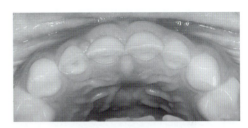

図Ⅱ-1-6　歯ぎしり（ブラキシズム）
特に上顎乳中切歯と乳側切歯が咬耗により歯髄腔がみえるまで摩耗している．

(5) 指導内容

　アレルギー性鼻炎や副鼻腔炎などの鼻疾患，また，咽頭扁桃肥大（アデノイド）や口蓋扁桃肥大があるかどうかを確認する．そのため，耳鼻科（小児科）との連携が必要となる．鼻呼吸できることを確認でき次第，口唇閉鎖と鼻呼吸の練習を行う．
　口唇閉鎖力が測定できれば確認する．口唇閉鎖力が低い場合は筋機能療法を行う．前歯部の口腔前庭に紐を付けたボタンを入れて，口唇で抜けないように保持する持久力の訓練などを行う．また，舌圧子ぐらいの薄い板を口唇に挟んで保持する訓練を行い，持続時間が長くなれば挟んだまま鼻呼吸する訓練も重要となる．訓練効果をバイオフィードバックさせるために，定期的に口唇閉鎖力の測定や持続時間などを記録することが望ましい．

7. 歯ぎしり（ブラキシズム）

(1) 症状

　上下歯列の咬みしめや，摩擦させること．睡眠中に無意識下で行うことが多いが，日中の覚醒時に行うこともある[3]．乳歯列期では，乳歯を感覚遊びでこすることもある．乳歯の場合は，歯冠の大半が摩耗することもある．しかし，修復象牙質の形成も旺盛なため露髄することはまれである[7]（図Ⅱ-1-6）．歯ぎしりは，6歳以降は減少する[2]．しかし，学童期移行もストレスで歯ぎしりが継続する傾向もある．学童期は，さまざまな課題に取り組める勤勉性も発達するが，一方，できなかったことへの失敗や敗北による劣等感を抱きやすくなるため，ストレスを感じやすくなる[8,9]．学校や塾などの習い事での勤勉性と劣等感だけではなく，遅くまで起きていることによる睡眠時間が短くなることもストレス

II編

になる.

（2）時期

歯の萌出後から確認できる.

（3）理由

ストレスや感覚遊び. 精神的な不安以外にも, 歯の萌出と顎骨の成長に伴う接触点の変化に伴うストレスが考えられる.

（4）口腔機能への影響

歯の咬耗. 外傷性咬合.

（5）指導内容

ストレスになる環境因子がないか確認して, 除去できるか本人や保護者と相談する. 日中の咬みしめがないように, 日常生活で影響を与える要因の確認を行う. 歯ぎしりがあり, 外傷性咬合の原因となっている乳歯は, 切端の削合を行うこともある. 理学療法として, ストレッチングなども指導する. ナイトガードを用いることもある[3].

2 口腔機能に関わる疾患や症状とその対応・指導

1. 摂食機能障害（摂食嚥下障害）

乳幼児期から少年期は口腔の形態, 歯の萌出から交換期, 哺乳から離乳食を経て, さまざまな食べ物を摂取するようになる変化に富んだ時期である. この時期は, 知的発達が著しい一方で精神面が未熟な時期でもある. この時期の摂食機能障害は先天性の障害によるものが主である. しかし, 定型発達児のなかには摂食嚥下機能が未熟（未獲得）か発達の途中に摂食機能障害が起こることもあり, その原因は多岐に及ぶ. 摂食機能障害に対して指導, 支援を行う際には, 摂食嚥下機能の獲得を阻害している原因がどこにあるのかを分析し, 子どもや保護者への心理的配慮を含めて, 適切な歯科保健指導を行うことが摂食嚥下機能の獲得を促すために重要といえる.

（1）原因

乳幼児期から少年期のいわゆる発達期の摂食機能障害の原因は①器質的, ②中枢・末梢神経, 筋疾患障害, ③咽頭食道障害, ④未熟性, ⑤心理, 行動性に分類することができる（表II-1-1）. これらの原因が単独で起こる場合もあるが, 多くは疾患に心理, 行動性の原因や知的能力障害が重複する場合が多い.

また, 摂食機能障害となる原因が進行性の疾患でなくても, 口腔, 咽・喉頭の形態が成長することによって, 神経学的な発達が追いつかず摂食嚥下機能の獲得が困難になったり, 歯の交換期やう蝕によって獲得してきた機能が一定期間停滞したり発揮できないこともある.

ここでは, 前述した疾患に起因する主な摂食機能障害について症状と対応を記載する.

（2）症状

摂食嚥下機能の障害あるいは未熟な状態では, 上手に食べたり, 飲み込んだりすることができない. 例えば, 哺乳力が弱い, 流涎（よだれ）が多い, 食べ物を口で取り込むときにこぼす, よく噛まずに丸のみする, 食事中口を開けたまま食べる, 嚥下後の口腔内に食

表Ⅱ-1-1　摂食嚥下障害の原因

原因	疾患
器質的	口唇裂・口蓋裂，巨舌・小舌症，鼻炎・副鼻腔炎，小顎症，咽頭軟化症，食道閉鎖症・狭窄症，扁桃肥大など
中枢・末梢神経，筋疾患障害	脳性麻痺，染色体異常，奇形症候群，低酸素性虚血性脳症，脳血管障害，進行性筋ジストロフィー，ミトコンドリア脳症，内分泌・代謝性（甲状腺機能低下症，先天性代謝異常）など
咽頭食道障害	一過性咽頭機能障害，輪状咽頭筋機能不全，食道弛緩症，食道無弛緩症（アカラジア），食道炎など
未熟性	低出生体重児，早産児
心理，行動性	拒食，経管依存症，食事恐怖症，異食症，反芻，嘔気の亢進など

(文献 10 を基に作成)

べ物が多量に残っている，口に食べ物を溜め込んで飲まない，飲み込もうとするとむせる，嘔吐してしまう，などである．

　機能的問題以外に，発達障害によくみられる触圧覚，聴覚，嗅覚，視覚，味覚のなかのある特定の感覚に対して，強い刺激として受け取ってしまう過敏からくる偏食や食事時間の延長，一定量が摂取できない，嘔吐，などを呈することがある．さらに，これらによる低栄養は，保護者の不安要素となりやすい．

（3）歯科保健指導での対応（表Ⅱ-1-2）

　摂食機能障害は，運動発達[12]，精神発達と密接に関連しており[13]定型発達児でも個人差があることを理解して指導を行う．

　定型発達児では哺乳反射（不随意運動）によって乳汁を摂取し，5～6カ月頃になると反射が消失し始め離乳食の開始（随意運動）となる．哺乳反射の消失には個人差があるため，離乳食の開始を指導する際には反射の残存を実際に確認し判断する．適切な時期に哺乳反射を消失させ随意運動を引き出す指導には，指しゃぶりやおもちゃ舐めなどの感覚を経験させることがよい．ただし，口腔周囲，口腔内に過敏が存在する場合には脱感作[14]を優先する．

　口から食べこぼす，よく噛めない・噛まないという症状は，捕食の未熟さに関連する．そのため，口唇を閉鎖しながら取り込む捕食を促す指導が望まれる．口唇閉鎖は，鼻呼吸ができることが前提となる．鼻呼吸ができない原因が鼻疾患によるものでなければ，鼻呼吸を促す指導を行う．

　咀嚼回数が少ないか丸のみ傾向がある場合は，口唇，舌，顎の協調運動が未熟，安全に配慮しすぎて咀嚼の経験に乏しい，咀嚼するための歯列，咬合が備わっていないなどが考えられる．うまく飲み込めない原因には，咀嚼の未熟さと共に，すり潰した食べ物を嚥下しやすくするために唾液と混ぜる食塊形成の不全が考えられる．食塊形成には，口唇閉鎖と共に舌の巧緻性が必要となるため，舌の運動を引き出す指導を行う．

　少年期になると歯の交換期となる．そのため，前歯の動揺や欠損はかじり取り（前歯咬断），臼歯部の動揺や欠損は咀嚼機能を低下させるため，この時期は無理に大きなものをかじり取らせる，咀嚼を促すことをせず歯列・咬合の完成を待つように保護者に伝える．

　また，摂食機能障害が疾患による場合には，専門の医療機関の診断や関連職種との連携

表Ⅱ-1-2　離乳食の進め方の目安

	離乳の開始　　　　　　　　　　　　　　　　　→　　離乳の完了			
	離乳初期 生後5〜6カ月頃	離乳中期 生後7〜8カ月頃	離乳後期 生後9〜11カ月頃	離乳完了期 生後12〜18カ月頃
食べ方の目安	・子どもの様子をみながら1日1回1さじずつ始める. ・母乳や育児用ミルクは飲みたいだけ与える.	・1日2回食で食事のリズムをつけていく. ・いろいろな味や舌ざわりを楽しめるように食品の種類を増やしていく.	・食事リズムを大切に,1日3回食に進めていく. ・共食を通じて食の楽しい体験を積み重ねる.	・1日3回の食事リズムを大切に,生活リズムを整える. ・手づかみ食べにより,自分で食べる楽しみを増やす.
食べ方	口に入った食べものを嚥下（飲み込む）反射が出る位置まで送ることを覚える.	口の前のほうを使って食べものを取り込み,舌と上あごで潰していく動きを覚える.	舌と上あごでつぶせないものを歯ぐきの上で潰すことを覚える.	・口へ詰め込みすぎたり,たべこぼしたりしながら,一口量を覚える. ・手づかみ食べが上手になるとともに,食具を使った食べる動きを覚える.
支援のポイント	・赤ちゃんの姿勢を少し後ろに傾けるようにする.	・平らなスプーンを下唇に乗せ,上唇が閉じるのを待つ. ・つぶした食べものをひとまとめにする動きを覚え始めるので,飲み込みやすいようにとろみをつける工夫も必要.	・丸み（くぼみ）のあるスプーンを下唇の上にのせ,上唇が閉じるのを待つ. ・やわらかめのものを前歯でかじりとらせる.	・手づかみ食べを十分にさせる.
食事の目安 （調理形態）	なめらかにすりつぶした状態（ポタージュぐらい）	舌でつぶせる固さ（豆腐ぐらい）	歯ぐきでつぶせる固さ（指で潰せるバナナぐらい）	歯ぐきで噛める固さ（肉団子ぐらい）

（文献11を基に作成）

のもとに摂食嚥下リハビリテーションを行うことが望ましいが,一方で継続的な歯科保健指導を実施することも大切である.

2. 口腔機能の発達を促す歯科保健指導と食育支援

　第4次食育推進基本計画[15]に基づく歯科口腔保健を通じた食育推進において,「ゆっくりよく噛んで食べる国民を増やす」を目標の1つに掲げている.特に,口腔機能が発達・獲得していく乳幼児期,少年期においては,単に食品や栄養摂取を目的にしたものではなく,食事を味わって食べる楽しみを育む食育を通して心身の健康,心豊かな生活を目指すことが求められる.さらに,「食育支援ガイド2019」[16]では,「飲み方,噛み方,味わい方」などの「食べ方」の機能発達面から,家族などへの知識の普及と育児支援を通じて積極的に支援を行うこと,また,五感（味覚・触覚・嗅覚・聴覚・視覚）を育てる咀嚼習慣の育成期間としている.

　なお,この時期は育児,調理など生活全般が保護者にゆだねられている時期であるた

め，子どもへの指導と共に，保護者が育児に対して負担や不安を抱かず心のゆとりを持てるように支援することが望まれる．

1）乳幼児期

（1）授乳期の歯科保健指導・支援

乳幼時期は，五感を意識した食べ方を育てる支援を行う．乳児期では，保護者に対して哺乳に適した口蓋の形態（吸啜窩），哺乳反射について説明し理解を促す支援をする．また，離乳食の開始に向けて，口腔内への感覚経験（指しゃぶり，おもちゃ舐め）を行うことが哺乳反射の減弱と口の随意的な動きを促進することを理解してもらう指導を行う．

（2）離乳期の歯科保健指導・支援

離乳期においては，表Ⅱ-1-2 に示す「授乳・離乳の支援ガイド」に記載されたものを参考に，食べる機能の発達と調理形態を口腔形態，歯の萌出など歯科専門領域との関連を含めて理解を促す．離乳の開始時期では，捕食を促す食事介助と共に口唇閉鎖の重要性を保護者に説明する．また，離乳中期では舌で潰せる固さ，離乳後期では歯ぐきで潰せる固さと大きさ，完了期では手づかみ食べやかじり取りを行う食品の選択や調理方法を指導する．

自食が始まる頃には水分摂取もコップなどで飲む介助法や指導を行う．このとき，保護者には上唇を濡らすことで液状食品をすすり込む動きが引き出されること，口腔内に入る量を制御していることに気づかせる．食品のレパートリーが広がると共に，好き嫌いも始まる．子どもには，「食物新奇性恐怖」[17] があることを説明し，好き嫌いを克服する方法を指導する．

食環境では，共食によっておいしさやマナーを獲得する時期である．しかし保護者によっては，調理ができない，調理が負担，忙しくて一緒に食べられないという場合もあり，保護者の困りごとを聴取しながら実施可能と思われる内容を指導する．

2）少年期

幼児期に親が用意していた食事や間食も，少年期では自分で食べたい物を選択するようになる．さらにこの時期は運動量が増え，代謝が高まり食欲が増進するようになる．また，乳歯から永久歯へと移行しながら，食べる機能の発達が著しく変化する時期でもある．食育の場は学校が中心となることから，子どもに直接食育を支援する場合と学校関係者や保護者を含めた地域連携のなかで支援を行う場合がある．

小学校低学年では，前歯の生え変わりによる一口量の学習，第一大臼歯の萌出による十分な咀嚼から味わいを経験させる支援を行う．小学校中学年では，乳臼歯が小臼歯に交換する時期に咀嚼効率が落ちる．そのため，咀嚼に時間を要したり，十分に咀嚼しないまま飲み込んでしまうこともある．この時期は，保護者のみならず学校関係を含め，歯の生え変わりに応じた食育の支援が必要となる場合がある．高学年では，永久歯列完成に伴い歯周病予防を含めた口腔の健康支援を行う．少年期全般として速食いと肥満との関連など食べ方と健康について指導する．

Ⅱ編

3．口腔機能発達不全症

1）"口腔機能発達不全症"の成り立ち

口腔機能発達不全症とは，2018年の診療報酬改定において，新規に収載された病名である．したがって，もともと口腔機能発達不全症という病気があったわけではない．発達遅延や摂食機能障害の原因となる障害を有する児の場合，医療において摂食機能療法での対応が可能である．一方，いわゆる定型発達児（健常児）で食べることに何らかの困りごとがあっても，それは"病気"とはみなされないため，歯科保険診療のなかでは対応することができなかった．しかし，発達の遅れや障害がなくても，保護者の心配事として，食べることの問題を抱えている児が一定数存在する[18-21]．そこで，歯科保険診療のなかでこの問題に取り組むため，口腔機能発達不全症の病名が作られ，対応が可能となった．

口腔機能発達不全症における基本的考え方において，「小児期の口腔機能は常に，機能の発達・獲得（ハビリテーション）の過程にあり，各成長のステージにおいて正常な状態も変化し，機能の発達が遅れていたり誤った機能の獲得があればその修正回復を早い段階で行うことが重要である」とされる[22]．子どもの食の問題は乳幼児期から始まることから，できるだけ早期に対応することで，子ども自身の口腔機能の発達を促し，保護者の心配事に寄り添うことは重要である．

2）定義

口腔機能発達不全症の病態と症状は以下のように定義されている[22]．

（1）病態

「食べる機能」，「話す機能」，「その他の機能」が十分に発達していないか，正常に機能獲得ができておらず，明らかな摂食機能障害の原因疾患がなく，口腔機能の定型発達において個人因子あるいは環境因子に専門的関与が必要な状態．

（2）症状

咀嚼や嚥下がうまくできない，構音の異常，口呼吸などが認められる．患者には自覚症状があまりない場合も多い．

（3）対象年齢

初診時0～18歳までの児．

3）評価・診断

2020年に評価のチェックリストが改定され，離乳完了前と離乳完了後に分けられた．表Ⅱ-1-3に離乳完了前，表Ⅱ-1-4に離乳完了後のチェックリストを示す．評価基準の詳細と対応法については，「口腔機能発達不全症の基本的考え方[22]」を参照のこと．

診断基準は，離乳完了前の場合，チェックリスト離乳完了前（表Ⅱ-1-3）のA機能における「食べる機能」のC1～C9（哺乳・離乳）に1つ以上該当することが必須で，さらに「話す機能」のC10（構音機能）までを含むなかで，**全部で2つ以上該当した場合**に，口腔機能発達不全症となる．離乳完了後の場合，チェックリスト離乳完了後（表Ⅱ-1-4）のA機能における「食べる機能」のC1～C6（咀嚼機能）に1つ以上該当する

1章　乳幼児期および少年期

表Ⅱ-1-3　「口腔機能発達不全症」チェックリスト（離乳完了前）

| No. | | 氏名 | | 生年月日 | 年　月　日 | 年齢 | 歳　か月 |

A 機能	B 分類	C 項目	D 該当項目	指導・管理 の必要性
食べる	哺乳	C-1　先天性歯がある	☐	☐
		C-2　口唇，歯槽の形態に異常がある（裂奇形など）	☐	
		C-3　舌小帯に異常がある	☐	
		C-4　乳首をしっかり口にふくむことができない	☐	
		C-5　授乳時間が長すぎる，短すぎる	☐	
		C-6　哺乳量・授乳回数が多すぎたり少なすぎたりムラがあるなど	☐	
	離乳	C-7　開始しているが首の据わりが確認できない	☐	☐
		C-8　スプーンを舌で押し出す状態がみられる	☐	
		C-9　離乳が進まない	☐	
話す	構音機能	C-10　口唇の閉鎖不全がある（安静時に口唇閉鎖を認めない）	☐	☐
その他	栄養 （体格）	C-11　やせ，または肥満である （カウプ指数：{体重(g)/ 身長(cm)²}×10 で評価)* 現在　体重　　g　身長　　cm 出生時　体重　　g　身長　　cm　　　　　　　　　カウプ指数：	☐	☐
	その他	C-12　口腔周囲に過敏がある	☐	☐
		C-13　上記以外の問題点 （　　　　　　　　　　　　　　　　　　　　　　　　　　）	☐	

＊「上記以外の問題点」とは口腔機能発達評価マニュアルのステージ別チェックリストの該当する項目がある場合に記入する．

表Ⅱ-1-4　「口腔機能発達不全症」チェックリスト（離乳完了後）

| No. | | 氏名 | | 生年月日 | 年　月　日 | 年齢 | 歳　か月 |

A 機能	B 分類	C 項目	D 該当項目	指導・管理 の必要性
食べる	咀嚼機能	C-1　歯の萌出に遅れがある	☐	☐
		C-2　機能的因子による歯列・咬合の異常がある	☐	
		C-3　咀嚼に影響するう蝕がある	☐	
		C-4　強く咬みしめられない	☐	
		C-5　咀嚼時間が長すぎる，短すぎる	☐	
		C-6　偏咀嚼がある	☐	
	嚥下機能	C-7　舌の突出（乳児嚥下の残存）がみられる（離乳完了後）	☐	☐
	食行動	C-8　哺乳量・食べる量，回数が多すぎたり少なすぎたりムラがあるなど	☐	☐
話す	構音機能	C-9　構音に障害がある（音の置換，省略，歪みなどがある）	☐	☐
		C-10　口唇の閉鎖不全がある（安静時に口唇閉鎖を認めない）	☐	☐
		C-11　口腔習癖がある	☐	☐
		C-12　舌小帯に異常がある	☐	☐
その他	栄養 （体格）	C-13　やせ，または肥満である （カウプ指数，ローレル指数 ** で評価） 現在　　体重　　kg　身長　　cm カウプ指数・ローレル指数：	☐	☐
	その他	C-14　口呼吸がある	☐	☐
		C-15　口蓋扁桃等に肥大がある	☐	
		C-16　睡眠時のいびきがある	☐	
		C-17　舌を口蓋に押しつける力が弱い（低舌圧である）	☐	
		C-18　上記以外の問題点 （　　　　　　　　　　　　　　　　　　　　　　　　　）	☐	
口唇閉鎖力検査（　　　　　N）			☐	☐
舌圧検査　　（　　　　kPa）			☐	☐

「上記以外の問題点」とは口腔機能発達評価マニュアルのステージ別チェックリストの該当する項目がある場合に記入する．

（参考資料）　　カウプ指数（6歳未満の幼児）　　［体重（g）/ 身長(cm)²]×10
　　　　　　　　ローレル指数（6歳以上の学童）　［体重（g）/ 身長(cm)³]×10⁴

カウプ指数	判定
22以上	肥満
19～22未満	肥満傾向
15～19未満	正常範囲
13～15未満	やせぎみ
10～13未満	やせ

ローレル指数	判定
160以上	肥満
145～160未満	肥満気味
115～145未満	標準
100～115未満	やせぎみ
100未満	やせ

ことが**必須**で，さらに，「食べる機能」のC7（嚥下機能），C8（食行動），「話す機能」のC9〜C12（構音機能）までを含むなかで，**全部で2つ以上**該当する場合に口腔機能発達不全症となる．また，離乳完了後では，客観評価として口唇閉鎖力や舌圧の検査を用い，児の発達変化の参考とすることもできる．

4）対応

各項目に該当した場合には，必要に応じて歯科治療や訓練，栄養指導を行なっていく．話す機能，その他の機能に該当した場合には，歯科単独ではなく，言語聴覚士や管理栄養士などの他職種と連携することが望ましい．また，医科的な診療が必要と判断された場合には，速やかに医科に対診する．具体的な対応法については，「小児の口腔機能発達評価マニュアル」[23]に詳細が示されている．

5）留意点

ヒトの発達は個人差があり，誰もが同じように育っていくわけではない．それは食べること，話すことをはじめとした口腔機能も同様である．「こうであるべき」といった，一定の型にはめることを目指してしまうことは望ましくない．少しでも機能発達が遅れたりずれがあったりすると，保護者も本人も大きな悩みとなってしまうこともしばしばである．また，機能に問題がなくても偏食など食行動の悩みをかかえていることも少なくない．そのようなとき，歯科医療において客観的に評価とアドバイスを行い，生活を支援することが，この口腔機能発達不全症の管理・指導である．

多くの育児書やメディア，インターネットなどからの情報が溢れており，保護者はそれに翻弄されている場面もみかける．食べることや話すこと（コミュニケーション）は本来，楽しいことのはずである．口腔機能発達不全症の管理・指導において，それを後押しできるようなかかわり方が大切であり，親子支援の視点が重要である[24]．

❀文献❀

1) 金子芳洋ほか．その考え方とリハビリテーション．医歯薬出版，1987．
2) 横井勝美ほか．過去10年間における口腔習癖の臨床的観察　第1報　発現頻度と年次推移．小児歯誌．1986；24：450-8．
3) 日本小児歯科学会．小児歯科学専門用語集，第2版．医歯薬出版，2020．
4) 日本歯科衛生士会編．歯科保健指導ハンドブック，医歯薬出版，1998．
5) 大河内昌子ほか．乳児期における摂食機能発達に関する検討　摂食機能と発達年齢との関連について．小児歯誌．2003；41：869-79．
6) 松井美咲ほか．フーセンガムトレーニングによる幼稚園児の口腔機能への影響．薬理と治療．2023；51：581-6．
7) 白川哲夫ほか編．小児歯科学，第6版．医歯薬出版，2023．
8) Erikson EH. Identity and the life cycle : selected papers. International Universities Press, 1959.
9) Erikson EH, 西平 直ほか訳．アイデンティティとライフサイクル．誠信書房，2011．
10) 田角勝．小児期の摂食・嚥下障害，摂食嚥下リハビリテーション，第2版．医歯薬出版，2015，85-8．
11) 厚生労働省子ども家庭局母子保健課．授乳・離乳の支援ガイド（2019年改訂版）．https://www.mhlw.go.jp/stf/newpage_04250.html　2024年7月4日アクセス．
12) 小さく生まれた赤ちゃんへの保健指導のあり方に関する調査研究会．低出生体重児保健指導マニュアル　小さく生まれた赤ちゃんの地域支援．みずほ情報総研，2019，11．https://www.mhlw.go.jp/content/11900000/000592914.pdf　2024年7月4日アクセス．

13) 水上美樹ほか. ダウン症候群児の粗大運動能と摂食に関わる口腔異常習癖との関連. 障歯誌. 2015；36(1)：17-24.

14) 日本摂食嚥下リハビリテーション学会医療検討委員会. 訓練法のまとめ, 2014 版. 日摂食嚥下リハ会誌. 2014；18(1)：55-89.

15) 厚生労働省. 第 4 次食育推進基本計画（令和 3 年 3 月）. https://www.mhlw.go.jp/content/000770380.pdf　2024 年 7 月 4 日アクセス.

16) 日本歯科医師会. 歯科関係者のための食育支援ガイド　2019. 7-9. https://www.jda.or.jp/dentist/program/pdf/syokuikushiengaido2019.pdf　2024 年 7 月 4 日アクセス.

17) 淀川尚子ほか. 母子の食物新奇恐怖症と食生活コミュニケーションが野菜接種に及ぼす影響. 民族衛生. 2016；82(5)：183-202.

18) 平成 27 年度乳幼児栄養調査結果の概要. https://www.mhlw.go.jp/stf/seisakunitsuite/bunya/0000134208.html　2024 年 7 月 4 日アクセス.

19) 冨田かをりほか. 食べ方相談に来所した親子の相談内容の検討. 小児保健研. 2013；72：369-76.

20) 田村文誉ほか. 子供の食事の問題と親の育児ストレスに関する基礎的検討. 口腔リハビリ誌. 2012；25：16-25.

21) 日本歯科医学会重点研究委員会. 日本歯科学会重点研究「子どもの食の問題に関する調査」報告書（平成 27 年 1 月）. https://www.jads.jp/assets/pdf/activity/past/kodomotosyoku.pdf　2024 年 7 月 4 日アクセス.

22) 日本歯科医学会. 口腔機能発達不全症の基本的考え方（令和 6 年 3 月）
https://www.jads.jp/assets/pdf/basic/r06/document-240402-2.pdf　2024 年 7 月 4 日アクセス.

23) 日本歯科医学会重点研究委員会. 小児の口腔機能発達評価マニュアル　第 1 版. https://www.jads.jp/assets/pdf/activity/past/hyoukamanyuaru.pdf　2024 年 7 月 4 日アクセス.

24) 田村文誉. 01 こどもの発達, 親の成長　第 1 章　子どもとその口腔を考えるヒント（田村文誉編著. 子どもとその口腔の診かた）. 医歯薬出版, 2021, 2-7.

2章　中年期および高齢期

① 咀嚼機能の維持・向上の重要性

　歯科医療従事者が行う歯科保健指導の大きな目的は，自分の歯を健全に保つことにより十分な咀嚼能力を維持し，健やかで楽しい生活を過ごそうというものである．これを推進するために厚生労働省は，「80歳になっても自分の歯を20歯以上保とう」という8020運動を1989年より提唱・推進しており，2023年に出された令和4年歯科疾患実態調査では8020達成率は51.6％となっている．また，これまでの高齢者の口腔および全身健康状態に関する疫学研究で，歯の喪失が少なく，よく噛めている者は生活の質および活動能力が高く，運動・視聴覚機能が優れていることが明らかになっている[1]．つまり，健全な口腔環境の維持が全身健康状態を良好に維持するということに大きく寄与するといえるのである．

　歯科医師・歯科衛生士といった歯科医療従事者は歯科治療，歯科保健指導を通じて患者個人に合った口腔環境の改善・維持を提供する必要がある．とくに歯科衛生士はブラッシング指導などを通じて患者と時間をかけてコミュニケーションをとることができ，患者との信頼関係を築きやすい立場であるため，その役割は大きい．

1. 咀嚼機能と栄養摂取状態

　全身状態を健全に維持するためには，「食べる」行為を通じて良好な栄養摂取状態を維持することが重要であり，「食べる」機能を維持するためには，良好な咀嚼機能が必要となる．

　中年期・高齢期における咀嚼能力に直接的な影響を与える歯の喪失原因は，その約9割がう蝕と歯周病で占められている[2, 3]．また，2021年の国民健康・栄養調査によると，70歳以上で「何でも噛んで食べることができる」人は，6割程度といわれており[4]，年齢が高いほど歯の喪失が進み，それによって咀嚼能力に支障をきたしている人の割合が多い．つまり，歯の喪失による咀嚼機能障害が栄養摂取状況にも何らかの影響を及ぼし，生活習慣病やその他全身疾患のリスクが増加するなど全身状態への影響が出ると考えられる．

　欧米の研究では，健常者において咀嚼機能の低下が生じると，硬いもの，あるいは噛み切りにくい食物繊維を多く含む野菜類や果物などの食品を避けることが多くなり，βカロチン，葉酸，ビタミン，ミネラルなどが低値になると報告されている．我が国での同様の

研究でも，歯の喪失が進むと噛みにくいものを避け，噛みやすい炭水化物の摂取が増えたり[5]，砂糖・菓子類の摂取量が増え，タンパク質，脂質，カルシウム，鉄，ビタミンB_2などの栄養素が不足することで，骨粗鬆症，貧血，皮膚疾患など高齢者の健康維持不良のリスクが増加することが示唆されている[6]．

食物繊維の摂取不足は，便秘，大腸がん，糖尿病などの多くの疾患に関係しており，ミネラルは細胞の分化や増殖，免疫疾患の機能調節，抗酸化物質の誘導や活性，脂質代謝や糖代謝に関係している[7]．これらの栄養素の摂取不足が健康状態に何らかの影響を及ぼし，生活習慣病を含めたさまざまな疾患に罹患するリスクが高くなる．

このように歯の喪失による咀嚼機能低下が食品・栄養素摂取に影響を与えることから，中年期・高齢期における歯の喪失の予防，また咀嚼機能の維持が良好な健康状態を維持するうえで重要になる．

1）中年期の口腔保健と栄養の考え方

中年期・高齢期では，う蝕や歯周病による口腔環境の悪化が原因となり，咀嚼機能も低下することが多くなる．とくに中年期では生活習慣や食習慣などにより，う蝕や歯周病が進行するだけでなく，さまざまな生活習慣病のリスクも高くなる．つまり，口腔環境が悪化し，咀嚼機能が低下することで食事に関する嗜好が変化し，栄養摂取バランスの崩れが生じることで，肥満，がん，心疾患，呼吸器疾患，糖尿病などの生活習慣病の発症リスクを高めるという悪循環に陥ることになる．

このため歯科医療従事者が口腔保健に携わる場合には，口腔疾患の予防だけでなく，生活習慣，食習慣，食行動（速食いなど）がさまざまな疾患に影響していることを念頭においておく必要がある．ただし，食事や栄養について専門的な指導ができるのは栄養士・管理栄養士が適任であろう．ここでいう食事指導や栄養指導とは，歯科医療従事者として，う蝕や歯周病がどのように生活習慣病と関わってくるのかを踏まえたうえでの歯科保健指導であり，歯科的観点から患者にわかりやすい説明・指導ができるよう，口腔内環境を通じた栄養摂取と健康のありかたについて十分な知識をもっている必要がある（図Ⅱ-2-1）．

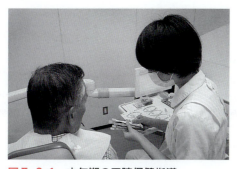

図Ⅱ-2-1　中年期の口腔保健指導
ブラッシング指導だけでなく，生活習慣についての問診や改善点などの指導を行う．

2）高齢期の口腔保健と栄養の考え方

　超高齢社会の進展と共に摂食嚥下機能障害つまり「食べること」の障害が医療・介護の現場で社会的に大きな問題となっている．高齢期では中年期と異なり，歯科疾患による歯の喪失だけでなく，加齢変化や全身疾患による口腔機能の低下や，摂食嚥下機能の低下による誤嚥・窒息の防止をはじめとする「食べること」への安全性に配慮した支援が必要となる．このため，歯科疾患の予防の概念だけでなく，いかに口腔機能を維持・向上していくかの指導（支援）なども取り入れている．

　高齢者の生活環境は，自宅で家族と生活している場合，独居で介護サービスを受けている場合，または特別養護老人ホームなどの施設に入所している場合や療養型の病院で療養生活を送っている場合などさまざまである．このように，一人ひとりの高齢者の生活は多様化しているものの，共通しているのはさまざまな医療・介護スタッフが関わっているという点であり，これは中年期とは大きく異なる支援体制である（図Ⅱ-2-2）．

　このような医療・介護スタッフのなかには医師，看護師，歯科医師や歯科衛生士などの医療従事者やケアマネジャー，ヘルパーなどの介護職種，さらに栄養士や管理栄養士といった専門職が含まれていることも多く，多職種連携をとりながら一人ひとりの高齢者の暮らしに関わっている．このような多職種連携のなかで，歯科医療従事者と栄養士・管理栄養士が連携をとることで，施設などでは両者が食事場面に立ち会い，食事の際に歯科的な問題点がないか，あるいは個人の摂食機能に適した食形態を提供できているかなどをその場で検討することができる．さまざまな医療・介護職種のスタッフと連携を図ることが高齢者の口腔内環境の改善と栄養状態を含めたADL・QOLの向上につながるのである．

　歯科医療従事者による「かむ能力」などの機能の面での問題点の抽出，そして栄養士・管理栄養士による実際に提供される食形態についての問題点を抽出しながら相互に連携を高め，よりよい支援を提供する必要がある．双方の間で職能を生かした視点をもって高齢者一人ひとりを観察すること，それをもとに口腔機能や栄養の評価項目を作成し，共通した評価指標を確立することが重要である（図Ⅱ-2-3）．

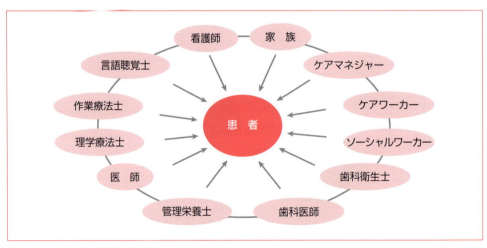

図Ⅱ-2-2　多職種連携の構図
さまざまな医療・介護職種のスタッフが一人の高齢者に関わっている．

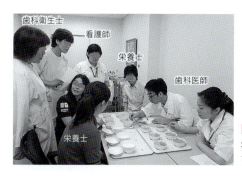

図Ⅱ-2-3 歯科医師・歯科衛生士・看護師・栄養士が集まり，施設で提供する食形態について検討する様子

2. 咀嚼機能と全身の運動機能

　これまでの研究で，咬合状態と全身の運動機能には相関関係があることが報告されている．例えば，70歳以上と80歳以上の高齢者において，握力，脚力，歩行能力，閉口機能が咬合状態と有意な関連性を示し，咬合支持が多いほどこれらの運動機能が高いことが示唆されている[7]．また，口腔と全身に関する健康診査の結果，運動機能が高いほど現在歯数と咀嚼可能食品数が有意に多くなり，骨密度が有意に高くなるという報告もある[8]．

　このように，口腔内の状態と全身の運動機能との関連性については，どちらが原因でどちらが結果なのか明らかではないが，全身的に筋力が低下すれば手先の動きなどが鈍くなり，十分な口腔清掃ができないことで口腔衛生状態が悪化し，反対に歯の喪失によって口腔機能，摂食機能が低下すれば低栄養により体力が衰える可能性がある．両者は相互に関連していると考えるべきである．

1）高齢期における介護予防と口腔機能の維持・向上への取り組み

　高齢者において，良好な健康状態を維持することと，口腔機能を維持することが相互に関連しているという概念は介護予防につながる．2006年から地域における運動機能向上，栄養改善と共に口腔機能向上支援を3本柱とした「介護予防事業」が導入されたが，介護給付実態調査によるとその算定率は，運動機能向上では50％以上の施設で算定されているのに対して，栄養改善や口腔機能向上サービスは1％程度と極めて低く，2009年4月に，介護予防サービスの提供が行いやすいように介護報酬改定が行われた後もその実施率が増加することはなかった．

　しかし，そのなかでも口腔機能向上サービスはさまざまな方法が考案され，介護通所施設などで実施されるようになった．介護予防サービスをより効果的・効率的に提供するという観点から2012年の改定において，運動機能向上，栄養改善，口腔機能向上サービスを2種類，3種類と組み合わせる複合プログラムができ，さらに実施しやすくなった[9]．

2）口腔機能向上の効果

　口腔機能向上サービスにおける歯科衛生士の役割は，①摂食機能訓練の指導・支援・教育，②口腔衛生管理の指導・支援・教育の2軸から成り立っている．歯科衛生士は口腔機能向上の効果を改めて理解しておく必要がある[9]．

　口腔機能向上プログラムはイラストや模型，簡単な器具を使用したり，音楽に合わせて

体を動かしながら行うなど高齢者が負担なく継続して行えるようさまざまな工夫がされている（図Ⅱ-2-4）．

(1) 呼吸訓練

肺活量を増加させ，肺の力を強めて病気を予防する．腹式呼吸，発声練習，咳払い，ブローイングなどを行い，呼吸機能，軟口蓋，頰の運動の強化と共に嚥下機能の向上を期待する．

(2) 頸・肩・脇腹・胸の筋肉のストレッチ

頸・肩部・脇腹・胸の筋肉をほぐすことで体幹の過緊張を解消し，呼吸や口腔周囲の運動を円滑にすることを目的とする．

(3) 口唇・頰の運動

口唇の突出や横引き，頰の膨らましなどを行い，顔の表情筋や口腔周囲の筋肉をほぐし，動きを円滑にする．

(4) 舌の運動

舌の突出や左右の側方運動，挙上運動などを行うことで舌の動きを改善・維持することを目的とする．

(5) 顎の運動

顎の開閉運動などを行うことで，咀嚼筋の廃用萎縮を予防することを目的とする．

これらの項目を取り入れながら，自治体あるいは施設ごとにさまざまな工夫を凝らした口腔体操が行われている．南らは介護保険施設における摂食嚥下障害状況の実態把握と口腔機能リハビリテーションの必要性・効果，実施にあたっての整備を検証し，「口腔機能リハビリテーションにより摂食機能の改善，自力摂取の意欲の増加，笑顔などの表情の改善と会話量の増加によるコミュニケーションの改善，発語の明瞭化など意思疎通の改善，施設での生活改善が認められた」と報告している[10]．

また，要介護高齢者への口腔機能訓練の実施では，「口渇」「口臭」「飲みにくさ」「発音」などの口腔に関する自覚症状に改善傾向が認められ，歯科衛生士の取り組みによって，口腔ケアへの積極性が増し，口腔に関する諸症状の改善につながったという報告もある．さらに，「おしゃべりが増えた」「笑顔が増えた」など表情の改善と会話量の増加，発語の明瞭化など日常の生活能力における前向きな変化がみられたことから，口腔体操が単に口腔機能の改善・向上に効果を及ぼすだけでなく，QOL の改善にも寄与することは大きな成果である．

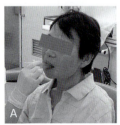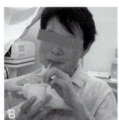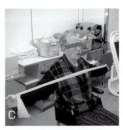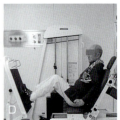

図Ⅱ-2-4　口腔周囲，舌などのストレッチや全身的な訓練の様子
A：舌のストレッチ．B：ブローイング．C：上肢のストレッチ．D：下肢の筋肉増強訓練．

2章　中年期および高齢期

3. 全身疾患と歯科保健指導

　超高齢社会の我が国において，要介護者の数は年々増加し，厚生労働省の調べでは2022年3月の時点で介護保険受給者は680万人を突破した．要介護状態にある者の口腔や食事のケアについては，一般的に家族やヘルパーの自主性に委ねられているが，一方で要介護度の低い者では自分で行っている場合が多く，かえって管理が不十分になりやすい．また，歯科医院への通院は時間や労力を考えると困難であるため，口腔内の問題は潜在化する傾向にある．障害をかかえた患者に対して歯科保健指導を行う際には，このような背景を考慮したうえで，個々の病態や生活環境に適した対応が求められる．

　本項では，高齢者の診療で頻繁に遭遇する脳卒中，認知症，精神疾患（うつ病）について，基本的な症状と，歯科保健指導を行う際の対応方法について解説する．

1）脳卒中

　脳卒中とは，脳の一部に虚血あるいは出血によって障害が生じた状態のことを指す．脳が障害されると，麻痺や高次脳機能障害，意識障害などの後遺症が生じることが多いが，リハビリテーションなどによって発症から6カ月くらいまではある程度の機能回復が望める．しかし，それ以降は永続的な後遺症となって残る場合が多い．

(1) 麻痺

　大脳皮質には，運動と感覚の中枢があり，それぞれ運動野と感覚野とよばれている．運動を行う際には，運動野から発せられた指令が，延髄で反対側に交叉し，皮質脊髄路を通って，末梢（手や足など）まで伝えられる．一方，末梢で感じた感覚については，脊髄で反対側に交叉し，脊髄視床路を通り，大脳皮質の感覚野まで伝えられる．

　麻痺とは，そのような情報の伝達経路が分断されて起こる障害である．そのため，例えば右側の大脳皮質が障害された場合，左側の末梢に麻痺が生じることになる．ただし，脳幹に障害が生じた場合には，頭頸部に運動や感覚を支配する脳神経の起始部にあたる部分（脳神経核）が障害されるため，障害された側と同側の頭頸部に麻痺が生じる．

症　状

　咀嚼や嚥下機能にとってとくに重要な神経は，三叉神経，顔面神経，舌咽神経，迷走神経，舌下神経であり，いずれも脳幹に神経核をもつ脳神経である．

　三叉神経麻痺の場合，麻痺側の顔面および口腔内の感覚の消失などが認められ，麻痺側に食物残渣が残留しやすくなる（図Ⅱ-2-5）．また，第三枝（下顎神経）の障害によって咀嚼筋の運動が麻痺すると，下顎が開口時に麻痺側へ偏位する．

　顔面神経麻痺の場合，麻痺側の表情筋の運動障害，唾液分泌障害，味覚障害などの症状が認められ，麻痺側の口角下垂や流涎を認める．見た目でわかりにくい場合には，患者に口唇を突出してもらうと，口唇が健側に偏位するので判別がつく（図Ⅱ-2-6）．

　舌咽・迷走神経は咽頭，喉頭の感覚および運動を支配し，麻痺すると嚥下反射や咳嗽反射，声門閉鎖などに障害が認められる．そのため，食物が咽頭を通過しても嚥下反射が起こりづらいうえに，声門閉鎖不全によって，嚥下中に食物が気管へ流入しやすい．さらに，誤嚥しても咳嗽反射が起こらないため，不顕性誤嚥となる．声門閉鎖不全のある患者

127

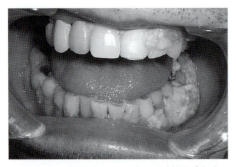

図Ⅱ-2-5　脳卒中により左三叉神経が麻痺した患者の食後の口腔内
食物残渣が左側（麻痺側）に多く残っている．

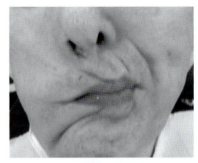

図Ⅱ-2-6　右側顔面神経麻痺患者の口唇突出
左側（健側）に口唇が偏位する．

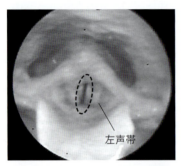

図Ⅱ-2-7　左声帯が麻痺した患者の [i:] 発声時の内視鏡画像
声門（点線の囲み）の閉鎖不全を認める．

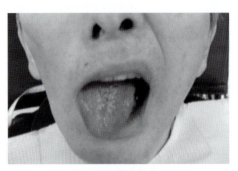

図Ⅱ-2-8　右側舌下神経麻痺患者の挺舌
右側（麻痺側）に舌が偏位する．

では，発声させると気息性嗄声（かすれ声）となる（図Ⅱ-2-7）．

　舌下神経麻痺では舌の運動障害を生じる．そのため，食塊形成が困難になったり，ことばをうまく発音できなくなる（構音障害）．舌下神経が麻痺すると，多くの場合で舌を挺出させた際に，麻痺側に偏位する（図Ⅱ-2-8）．

対応

　利き手が麻痺している場合には，利き手交換が必要である．利き手ではない手で歯を磨こうとすると，慣れないうちは磨き残しが多くなるため，口腔清掃指導・支援が必要である．もし歯ブラシを上手に動かすことができないようであれば，電動歯ブラシを用いることも検討する．三叉神経や舌下神経が麻痺している場合，口腔内に食物が残留し，う蝕や歯周病が進行しやすい．食後に洗口や口腔清掃を必ず行うように指導する．

　顔面神経麻痺の場合，麻痺している部分のマッサージや，手指で健側の筋肉を抑制しながら麻痺側の筋肉を動かす練習を行うように指導する．舌咽神経，迷走神経が麻痺している場合，重度な嚥下障害をともなう．食物を嚥下する際に，麻痺側に顔を向けた（頸部回旋）状態にすると，麻痺側の咽頭腔がつぶれ，健側の咽頭腔が広がることで，健側のみに食物が流れやすくなり，誤嚥を防ぐことができる．ただし，頸部回旋時に頭部や体幹が麻痺側に傾いている場合には，重力の影響で麻痺側に食物が流れやすくなり，かえって誤嚥のリスクが高くなる．実際の食事環境も考慮したうえで，食事方法についての指導を行

う．

（2）高次脳機能障害

高次脳機能障害とは，言語，行為，認知，記憶，注意，判断などの高次脳機能に障害をきたした状態を指す．本障害は，外見上の特徴からはわかりにくく，患者自身も障害があることを認識していない場合があるため，見落とされやすい．高次脳機能障害のうち，失認（半側空間無視），失行，失語について解説する．

❶失認

失認とは，視覚，聴覚，体性感覚など，その感覚自体の異常がなく，一般的な精神機能が保たれているにもかかわらず，対象が認識できない障害である．ここでは，半側空間無視について解説する．

| 症　状 |

障害された大脳半球のある側（健側）とは反対側の空間（患側）に注意が向かなくなる障害のことを指す．例えば，スケッチをさせると健側にあるものしか模写しなかったり，食事の際にお膳の健側にあるものしか手をつけないといった症状が出現する．

| 対　応 |

半側空間無視のある場合には，必ず健側から話しかけ，応対するよう心がける．また，患者が移動する際には，患側に歩行の妨げになるようなものを置かないように注意する．口腔保健指導をする際には，患側に磨き残しが生じやすいことを伝え，その部位を意識して磨き，鏡で最終確認を行うように指導する．また，食事についても，患側に食べ残しがないか，最後に確認するように指導する．

❷失行

| 症　状 |

失行とは，普段意識していないときには行えるような動作でも，命令されて意図的に行おうとすると行えなくなる障害のことである．本症状が口や顔面に現れたものを口部顔面失行という．具体的には，口を開ける，舌を挺出させる，ウインクするといった動作を意図的に行うことができない．

| 対　応 |

失行は通常は急性期に一過性に出現し，慢性期には消失していることが多い．ただし，慢性期にも残存している場合，日常生活が困難となり，介助が必要になる．口腔清掃指導を行う際には，どこからどこまでの動作が行えるかを評価する．例えば，歯磨剤のキャップを外し，歯ブラシを持って，歯磨剤を歯ブラシの毛先につけて，キャップを戻すなど複数の動作を順序立てて行うことは難しいので，なるべく単純な動作で行えるように工夫し，必要に応じて家族に協力してもらうように依頼する．

❸失語

| 症　状 |

失語は大きく分けて，Werinicke（ウェルニッケ）失語に代表される流暢性タイプとBroca（ブローカ）失語に代表される非流暢性タイプに分けられる．Wernicke 失語では，ことばの理解が障害されているが，発話量が多く，流暢に話すことができる．ただし，言い間違い（錯語）が多く，意味が伝わりにくいうえに，情報量が少ない．Broca 失語で

は，発語は少なく，非流暢でたどたどしくなる．しかし，ことばの理解については比較的良好で，ジェスチャーを使った受け答えが可能である．

対 応

失語症のある患者に対して歯科保健指導を行う際は，ゆっくりわかりやすいことばで話すように心がける．ただし，決して子どもに話かけるようなことば（例えば，「あーんして」や「ごっくんして」など）にならないように注意する．また，耳が聞こえにくいわけではないので，耳元で大声を出す必要もない．

理解していないようであれば，言い方を変えたり，ジェスチャーや絵などを用いて説明するようにする．何か言いたいことがあっても，ことばがなかなか出てこないようならば，焦らずにゆっくり待つ．それでもことばが出てこなくて，助けが必要な様子であれば，言いたいことを推測してYES/NOで答えられる質問をして，患者の訴えをくみとるようにする．

2）認知症

認知症とは，記憶と認知機能が，脳の器質的な障害によって持続的に低下した状態のことを指す．誰しもが加齢と共に，記憶力が低下し，もの忘れが増える傾向にある．しかし，もの忘れと認知症とは明らかに異なる．もの忘れの場合には，ある一部分を思い出すことができなくても，それを体験したことや，覚えていたという記憶は残っている．しかし，認知症によるもの忘れは，体験したこと自体を覚えていないため，しばしば問題が生じる．

症 状

認知症の約半数を占めるのが，アルツハイマー型認知症であり，初期には数分前から数カ月前に体験した記憶の欠落（記銘障害），現在の日時がわからない見当識障害および妄想を認める．ただし，体で覚えた技能の記憶（手続き記憶），一般的な知識（意味記憶）は障害されにくく，晩期まで維持される．その後，認知症の進行と共に失行や失語，失認といった高次脳機能障害を認めるようになり，日常生活に介助が必要となる．

アルツハイマー型認知症に次いで多いのが脳血管性認知症である．脳血管性認知症とは，脳血管障害による脳の障害が原因となって，認知症の症状が生じた状態である．そのため，脳の障害部位によって程度は異なり，麻痺や高次脳機能障害をともなうことが多い．

口腔内は清掃不良となり，歯科的な問題があっても認識していない場合が多い．食事については，患者の訴えが判断基準にならないことがあり，何度も食事を要求することや，逆に食事に対してまったく関心を示さない場合がある．また，パーキンソン症状や高次脳機能障害が出現し始めると，口腔清掃や食事を自力で行うことは困難であり，全介助が必要となる．

対 応

認知症の進行と共に，口腔清掃を忘れることが多くなり，う蝕や歯周病に罹患しやすい．初期のうちから定刻に口腔清掃を行う習慣をつくっておくと，忘れることが少なくなる．さらに，口腔清掃後にカレンダーにチェックするようにしておけば，後で見返すこと

ができ，混乱を減らすことができる．食事を何度も要求する症状に対しては，食べ終わった食器類をしばらく片づけずに置いておくと，食事を済ませたことを記憶にとどめやすくなるといわれている．逆に食事を拒否する場合には，味の濃いものや甘いものを比較的好む傾向にあるため，味つけを工夫してみるとよい．もし高次脳機能障害を認めた場合には，症状に合わせた対応を家族や介護者に指導する．

3）精神疾患

精神疾患患者では，歯科的な問題があっても口腔内に対する関心の低さや歯科受診に対する不安感により，歯科受診に至らないケースも多い．そのため，このような患者でも安心して受診できるような雰囲気づくりが大切である．ここでは，精神疾患のなかで中年期から高齢期に多く認められる，うつ病について解説する．

(1) うつ病

症状

うつ病では，気分が落ち込み，思考が停滞し，悲観的なことばかりを考え，悲哀，不安，悲観的な気分が生じる．服を着替える，入浴する，歯を磨くなどの日常生活動作がおっくうになり，できなくなる．また，食欲の低下と，睡眠障害により，精神的にも身体的にも行動が抑制される．さらに，ささいな失敗による自責感と将来への絶望感が強くなり，自殺念慮が出現する．

対応

うつ病患者では，表情が暗く，寡黙で声が小さく，話が遅い．そのような患者ではうつ病の可能性があるため，対応に十分注意する．すべて悲観的に解釈する傾向にあるため，話を最後までゆっくりと聞き，受容的，支持的な態度で接することが重要である．うつ状態の患者に口腔清掃指導を行う際には，患者の状態を考慮し，目標設定を低くし，少しずつ克服していくようにする．ささいなことで落ち込んでいても，「気にするな」，「なんでもない」，「がんばれ」などと励まさないように注意する．また，朝方は比較的だるく，不安感が強いため，指導は夕方に行うとよい．

抗うつ薬のなかには，唾液分泌を抑制する作用をもつ薬があるため，口腔乾燥を訴えることがあり，その場合には投薬内容について担当医と相談する．ただし，唾液分泌量の減少がないにも関わらず，舌や口腔粘膜にピリピリした痛みや口腔内のざらつきといった口腔乾燥に似た症状（心身症）を訴えている場合もある．口腔乾燥のある患者に対して，唾液腺を刺激する目的で食前に唾液腺マッサージを行うように指導することも有効である．唾液の流出が実感できれば，安心感につながる．

❷ 誤嚥性肺炎の予防

1．我が国における誤嚥性肺炎

我が国の高齢者において肺炎は罹患率の高い疾患であると共に，致死率の高い疾患でもある（図Ⅱ-2-9）．近年，高齢者の肺炎の原因として，摂食嚥下機能の低下によって引き起こされる食物や唾液に混じった口腔内細菌の誤嚥が重要視されるようになってきた．誤

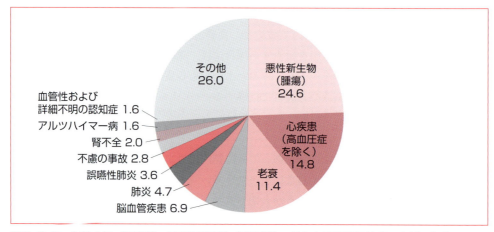

図Ⅱ-2-9　令和4年（2022）人口動態統計（確定数）　おもな死因別死亡数の割合（%）

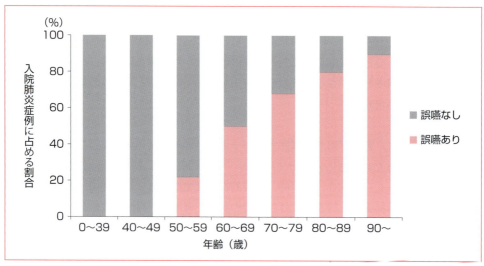

図Ⅱ-2-10　年齢別にみた入院肺炎症例における誤嚥性肺炎の割合[11]

嚥とは食物や唾液などが気管内に誤って入ってしまうことであり，通常であれば誤嚥が起こると咳反射により誤嚥物は気管外に喀出される．しかし，高齢者ではこの咳反射が起こりにくくなり，誤嚥していてもむせこみが認められない不顕性誤嚥を起こす場合もある．とくに夜間睡眠中には嚥下機能，咳反射共に弱くなり，不顕性誤嚥が起こりやすくなるといわれている．

　Teramotoらは肺炎での入院患者のうち6割近くが誤嚥性肺炎で，高齢になるにつれ誤嚥性肺炎の占める割合が増加しており，とくに90歳以上では95%近くが誤嚥性肺炎であったと報告している（図Ⅱ-2-10）[11]．超高齢社会を迎えた我が国では，今後誤嚥性肺炎に罹患する高齢者の増加が予想されるため，高齢者の健康を考える際に誤嚥性肺炎は念頭においておかねばならない重要な疾患であるといえるであろう．よって，誤嚥性肺炎の予防を行っていくことが，高齢者の健康，QOLを支えるのに大きな役割を果たすと考えられる．

2. 誤嚥性肺炎の原因

　誤嚥性肺炎は食物や唾液，胃の内容物などの誤嚥に引き続いて発症する肺炎である．誤嚥には食物の嚥下時にともなって起こる誤嚥と，食物摂取とは関わらず起こる誤嚥（慢性的な唾液誤嚥など）がある．とくに誤嚥時にむせこみが起こらない不顕性誤嚥の場合には，誤嚥性肺炎発症のリスクは高い．佐々木らは肺炎罹患後の高齢者を対象に，就寝前に上顎頬側歯肉にのり状のアイソトープを塗布し，翌日肺シンチグラムを撮影したところ，肺炎罹患患者の 70% で肺中にアイソトープの誤嚥が認められたと報告している[12, 13]．

　誤嚥の原因としては，脳血管疾患や神経・筋疾患などの摂食嚥下機能に影響を及ぼす疾患によるものが多いが，薬剤での過鎮静や副作用，また加齢のみでも嚥下機能は低下し，誤嚥が起こりうる．しかしながら，誤嚥が起こったからといって必ずしも誤嚥性肺炎が発症するとは限らない．肺炎になるかどうかは全身状態や気道の防御機構である咳反射，気管支の線毛細胞による排泄機能などが正常に働いているかどうか，また誤嚥量や誤嚥したものの種類などさまざまな要因が関与している．とくに嘔吐などにより胃液を誤嚥した場合には，肺の化学的損傷が大きく，重篤な肺炎（メンデルソン症候群）となる場合があるため注意が必要である．

　また，口腔内の衛生状態も誤嚥性肺炎発症に関与している．高齢者の口腔環境は喪失歯の増加や義歯などの補綴装置装着によりセルフケアが難しい環境になると共に，運動機能の低下により歯磨き自体が行いにくくなるため汚れが放置されやすくなる．また，基礎疾患を有する高齢者も多く，それらに対する薬剤の服用により，唾液分泌量の低下をきたし口腔内の自浄作用が阻害されるため，口腔内の汚染が助長されることもある．口腔内に汚れがついた状態が長く放置されると，口腔内で増殖した細菌を多量に含んだ唾液を誤嚥するようになるため，誤嚥性肺炎を発症するリスクが高くなってしまう．

3. 誤嚥性肺炎の症状

　肺炎の症状としては，高熱，膿性痰（黄色痰）の増加，咳の増加，呼吸困難などがあるが，誤嚥性肺炎の場合にはこれらの典型的な症状がはっきりと出てこないこともある．高齢者の場合，体温の上昇があまりなく，微熱程度の場合も少なくない．そのため，症状が軽くみえても検査をしてみたら，肺炎がかなり進行してしまっているという例もある．

　肺炎の典型的な症状のほかに，「元気がなくなってきた」，「食欲がなくなってきた」，「ぼーっとしていることが多くなってきた」，「食事時間が長くなってきた」，「食事が終わると疲れている」，「口の中に食物をためこんでしまう」などの症状が認められた場合，誤嚥性肺炎を発症している可能性もある．誤嚥性肺炎の早期発見のためには，日常の食事場面の観察を行い，その変化をとらえる必要がある．

4. 誤嚥性肺炎の予防

1）口腔衛生管理

　誤嚥性肺炎の予防として，まずは口腔衛生管理を徹底し，口腔内を清潔にしておくことである．米山らは 11 カ所の特別養護老人ホーム入所者 366 名を対象に，施設介護者に

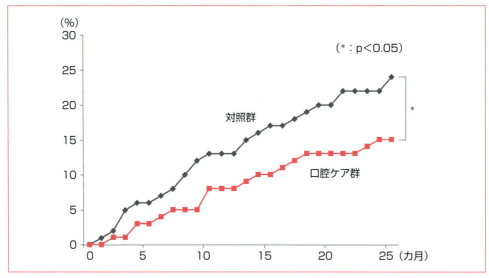

図Ⅱ-2-11　調査期間中（2年間）の肺炎発症率[14]

よる日々の口腔清掃に加え専門的な口腔清掃としての口腔衛生管理を行った群と，日々の口腔清掃以外に積極的な介入を行わなかった群に分けて2年間追跡調査を行った結果，専門的な口腔衛生管理の介入を行った群では2年間における発熱者数および肺炎発症数が有意に低かったと報告している[14]（図Ⅱ-2-11）.

　また，Yoshinoらは特別養護老人ホーム入所者40名を対象に，食後の口腔衛生管理を積極的に介入した群と日々の口腔清掃のみを行った群に分けて，30日間の追跡調査を行った．その結果，口腔衛生管理を積極的に介入した群において，サブスタンスP（食物を飲み込む刺激や気道に異物が侵入したときの刺激によって放出されて，嚥下反射や咳反射を起こす物質）濃度と飲み込むまでの時間，ADLが有意に改善したと報告している[15]．よって，適切な口腔衛生管理を実施することは，誤嚥性肺炎の起炎菌の数を減らすと共に，嚥下機能の向上も見込めるため誤嚥性肺炎予防に有効である.

2）胃食道逆流の予防

　胃液の誤嚥は重篤な肺炎を引き起こす原因となるため，なるべく胃食道逆流を起こさないように注意しておきたい．食後は身体を起こした状態で，腹部が圧迫されないリラックスした姿勢（半起坐位もしくは起坐位）を1～2時間とることにより胃食道逆流を予防することができる．疲労などにより食後長時間起きていることが難しい場合でも，少なくとも30分間は横にならないように注意しておきたい．また，夜間睡眠中の胃食道逆流を予防するためには，睡眠時にベッドを15°程度起こしておくと有効である.

3）薬剤による予防

　降圧薬の1つであるACE阻害薬は咳反射を亢進させ，誤嚥性肺炎の予防に有効である．Sekizawaらは，脳梗塞の既往がある患者に対し，ACE阻害薬を投与した群とその他の降圧剤を投与した群に分けて2年間の投与を行った結果，ACE阻害薬を投与した群

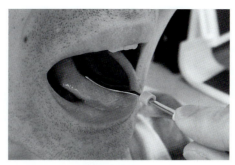
図Ⅱ-2-12　舌背挙上訓練
舌を軽く押さえた状態で，舌で押し返してもらう．

はその他の降圧薬を投与した群に比べて，肺炎の発生率が1/2以下になったと報告している[16]．

パーキンソン病の治療薬の1つであるアマンタジン塩酸塩も誤嚥性肺炎予防に有効であるとされている．Teramotoらは脳梗塞の既往がある患者に，アマンタジン塩酸塩を3年間投与したところ，投与しなかった群に比べて投与した群は肺炎の発症率が約1/5になったと報告している[17]．

4）嚥下関連筋の筋力低下予防

高齢者では加齢にともない，舌の萎縮や頬部の筋力低下が起こり，また解剖学的に喉頭が下降するため嚥下時の喉頭挙上に力が必要となる．そのため，高齢者では口腔内に食物を保持していることが困難になり，嚥下後に咽頭内に食物が残留しやすくなってしまう．これら嚥下関連筋の筋力低下を予防することにより，誤嚥を起こしにくくすることができる．

舌の表面に白い舌苔が付着していたり，口の中に食物をためてしまいなかなか飲み込まない場合には，舌の動きが弱くなってきている可能性があるため，舌ストレッチや舌背挙上訓練を行うと有効である．舌背挙上訓練ではスプーンや指，木製の板を用いて，舌の上を軽く押さえた状態で，舌でスプーンなどを押し上げて抵抗してもらう（図Ⅱ-2-12）．また，スプーンなどを使用せず，舌を口蓋に強く押しつけることでも舌の筋力を鍛えることは可能である．

喉頭が下がってきて，飲み込みに時間がかかるようになってしまったり，喉に食物が残る感じがある場合には，嚥下時の喉頭挙上に関係する舌骨上筋群の訓練が有効である．舌骨上筋群を鍛える訓練には頭部挙上訓練（シャキアエクササイズ）と開口訓練がある．頭部挙上訓練では，仰臥位にて腹筋には力をいれずに頭部を持ち上げてつま先を1分間みることを1分間の休憩をはさみつつ3回行い，その後1秒ごとに頭部の上下運動を30回繰り返す（図Ⅱ-2-13）．開口訓練では，最大開口位まで開口させた状態で10秒間保持するのを1回として，5回1セットで1日2セット行う（図Ⅱ-2-14）．

5）摂食嚥下障害の早期発見

摂食嚥下障害を早期に発見し，誤嚥対策をとることにより，誤嚥性肺炎の予防が可能で

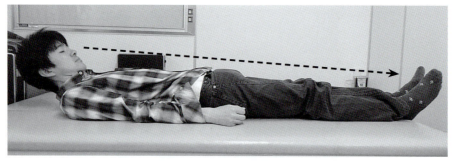

図Ⅱ-2-13　頭部挙上訓練（シャキアエクササイズ）
頭部を持ち上げてつま先を1分間みることを1分間の休憩をはさみつつ3回行い，その後1秒ごとに頭部の上下運動を30回繰り返す．

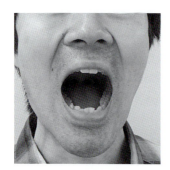

図Ⅱ-2-14　開口訓練
最大開口位まで開口させた状態で10秒間保持するのを1回として，5回1セットで1日2セット行う．

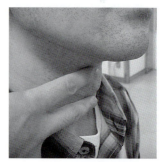

図Ⅱ-2-15　反復唾液嚥下テスト
空嚥下を指示して，3回/30秒未満であれば嚥下障害ありと判断する．

ある．摂食嚥下障害を発見するための簡単に実施できるスクリーニング検査をいくつか紹介しておく．日常的に食事中のむせこみが増えてきた，痰がからんだ咳をするようになったなどの症状がみられた場合に，実施してみるとよい．

(1) 反復唾液嚥下テスト（RSST：Repetitive Saliva Swallowing Test）

人差し指と中指で甲状軟骨を触知した状態で空嚥下を指示して，30秒間に何回嚥下できるかを観察するテストである（図Ⅱ-2-15）．3回/30秒未満であれば嚥下障害ありと判断する．

(2) 改訂水飲みテスト（MWST：Modified Water Swallowing Test）

口腔内に3 mLの冷水を入れて嚥下させるテストである（図Ⅱ-2-16）．咽頭に直接注いでしまうことを防ぐために，舌背ではなく口腔底部に注ぐ．4点以上を誤嚥なしと判定するが，初回の評点が4点以上であれば最大でさらに2回繰り返してもっとも悪い場合を評点とする．

(3) フードテスト（FT：Food Test）

茶さじ一杯（約4 g）のプリンを舌背前方部に置いて嚥下させるテストである（図Ⅱ-2-17）．判定方法は改訂水飲みテストとほぼ同様だが，嚥下後に口腔内を観察して中等度以上の残留が認められた場合を3点とするところが異なる．

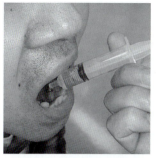

図Ⅱ-2-16　改訂水飲みテスト

評価基準

1点　嚥下なし，むせる and/or 呼吸切迫
2点　嚥下あり，呼吸切迫（Silent Aspiration の疑い）
3点　嚥下あり，呼吸良好，むせる and/or 湿性嗄声
4点　嚥下あり，呼吸良好，むせない
5点　4点に加え，反復嚥下が30秒以内に2回可能

評価基準が4点以上なら最大2回繰り返し，もっとも悪い点数を評点とする．3点以下が陽性（誤嚥あり）と判定される．

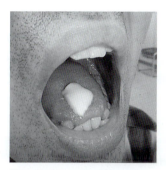

図Ⅱ-2-17　フードテスト

評価基準

1点　嚥下なし，むせる and/or 呼吸切迫
2点　嚥下あり，呼吸切迫（Silent Aspiration の疑い）
3点　嚥下あり，呼吸良好，むせる and/or 湿性嗄声
　　　口腔内残留中等度
4点　嚥下あり，呼吸良好，むせない
5点　4点に加え，反復嚥下が30秒以内に2回可能

評価基準が4点以上なら最大2回繰り返し，もっとも悪い点数を評点とする．3点以下が陽性（誤嚥あり）と判定される．

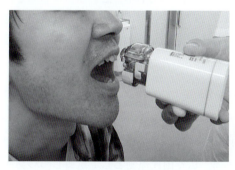

図Ⅱ-2-18　咳テスト
1.0% クエン酸溶液を吸入し，1分間に5回以上咳が出た場合は陰性（不顕性誤嚥なし）と判断する．

(4) 咳テスト（CT：Cough Test）

(1)〜(3)のテストは"誤嚥"の有無を判別するスクリーニング検査であるが，(4)の咳テストは不顕性誤嚥のスクリーニング検査である（図Ⅱ-2-18）．咳テストは1.0%濃度のクエン酸溶液をネブライザより噴霧し，口から吸入させて咳反射を誘発させ，1分間に5回以上の咳反射が確認できれば，陰性（不顕性誤嚥なし）と判定される．

3 食事支援

1. 中年期―社会生活における食習慣や生活習慣の課題に応じた継続的な食事指導・支援

　中年期は社会のなかで活躍する時期である．仕事や育児などで，生活のリズムとしての規則正しい食事や栄養面でのバランスがとれた食事がとりにくく，食習慣や生活習慣が乱れやすい．そこで，この時期は学齢期に身につけた良好な習慣を維持・増進または改善していくことが必要になる．以下にそのポイントをあげる．

・個々人においても食習慣や生活習慣に大きな違いがあるため，それぞれの社会生活における食習慣や生活習慣の課題に応じた継続的な食事指導・支援が大切である．

・小児期から行われてきた，歯・口腔疾患や肥満などの原因となる間食・飲料の摂取指導などの継続した指導に加えて，生活習慣病の予防を目指した，よく噛んで食べる「食べ方」の支援や生活に根ざした食の選択力（自らの歯・口腔の状態にあった食の選択力，栄養のバランスを考えた食の選択力，家庭の団らんにつながる食の選択力など）をつける指導・支援が必要である．

・よく噛んで味わって食べる食習慣づくりの支援による，やせ・肥満と生活習慣病の予防や「食べ方」の支援を通した心とからだの健康の保持・増進が望まれる．

・生活習慣病の有病者やその予備群とされる人々は，内臓脂肪型肥満やこれに伴う高血糖，高血圧や脂質異常を重複的に発症させている傾向がみられる．このような状態を表す内臓脂肪症候群（メタボリックシンドローム）の予防や改善のための適切な食事，定期的な運動，体重計測を継続的に実践している国民の割合の増加を目標として指導を行う．

2. 高齢期―口腔機能の維持と誤嚥・窒息の防止をはじめとする安全性に配慮した食べ方・栄養の指導

　高齢期は，口腔機能の維持の支援や機能減退による誤嚥・窒息の防止をはじめとする安全性に配慮した食べ方の指導・支援が中心である．広く国民運動として定着しつつある8020運動の主旨は，生涯自分の歯でおいしく食べることを目指す指導支援である．以下にそのポイントをあげる．

・高齢期は年齢と共に口腔機能が低下し，さまざまな加齢変化が歯・口腔に現れてくる．この加齢変化に対応しながら生涯自分の歯で食べることがQOLを高めるために重要であることを意識させる．

・加齢により減退する食べる機能に対して口腔機能の維持・向上を目指した支援が必要になる．食前の健口体操やゆっくりよく噛む食べ方を生活習慣にするよう指導する．

・加齢による機能減退が原因となる誤嚥・窒息を予防するため，咀嚼・嚥下の機能程度に合わせて安全性に考慮した食品の選択および食べ方の指導・支援を行う．

・加齢やさまざまな疾患の発症により療養生活となり，口腔機能低下症や摂食嚥下障害を併発することにより，食事中の誤嚥や窒息リスクが高くなる．さらに，老老介護や独居

の場合には食事の栄養バランスが崩れる傾向にある．そのため介護保険（居宅療養管理指導）や医療保険（在宅患者訪問栄養食事指導）を活用し，安全かつ栄養バランスの取れた食事の指導・支援を行う．

❀文献❀

1) 花田信弘ほか．高齢者の口腔および全身健康状態に関する疫学研究．口腔衛生会誌．1999; 49：726-7.
2) Morita M et al. Reasons for extraction of permanent teeth in Japan. Community Dent Oral Epidemiol. 1994; 22 (5 Pt 1)：303-6.
3) 鈴木恵三ほか．北海道における抜歯の理由について．口腔衛生会誌．1987; 37：568-9.
4) 厚生労働省．令和元年 国民健康・栄養調査結果の概要．https://www.mhlw.go.jp/stf/newpage_14156.html 2024年6月20日アクセス．
5) 安藤雄一．口腔保健と栄養の架け橋─口腔保健から栄養へ─．日健教誌．2013; 21 (1)：84-91.
6) 那須郁夫．咀嚼能力の向上は健康余命を延伸する．日補綴会誌．2012; 4：380-7.
7) 菊池雅彦．高齢者の口腔衛生と全身の健康との関連．東北大歯誌．2006; 25：51-64.
8) 安細敏弘ほか．福岡県下80歳者の口腔内状況と運動機能の関連性について．口腔衛生会誌．2000; 50：783-9.
9) 吉田光由ほか．口腔機能向上が運動器の機能向上，栄養改善にもたらす効果─介護予防のさらなる発展に向けて─．京府医大誌．2012; 121 (10)：549-56.
10) 南温ほか．介護保険施設と歯科医療施設の連携による口腔機能改善への取り組みとその評価．老年歯学．19 (1)：25-33, 2004.
11) Teramoto S et al. High incidence of aspiration pneumonia in community- and hospital-acquired pneumonia in hospitalized patients: a multicenter, prospective study in japan. J Am Geriatr Soc. 2008; 56: 577-9.
12) 佐々木英忠ほか．口腔・咽頭の機能低下と誤嚥性肺炎．厚生省厚生科学研究費補助金長寿科学総合研究．平成6年報告書．1994; 4：140-6.
13) Kikuchi R et al. High incidence of silent aspiration in elderly patients with community-required pneumonia. Am J Respir Crit Care Med. 1994; 150: 251-3.
14) 米山武義ほか．要介護高齢者に対する口腔衛生の誤嚥性肺炎予防に関する研究．日歯医学会誌．2001; 20:58-68.
15) Yoshino A et al. Daily oral care and risk factors for pneumonia among elderly nursing home patients. JAMA. 2001; 286 (18)：2235-6.
16) Sekizawa K et al. ACE inhibitors and puneumonia. Lancet. 1998; 352 (9133)：1069.
17) Teramoto S et al. Amantadin and pneumonia in elderly stroke patients. Lancet. 1999; 19; 353 (9170)：2156.
18) 田村文誉ほか．口腔機能訓練を行った要介護者の口腔にかかわる諸症状の変化─聞き取り調査の結果より─．老年歯学．2005; 20 (3)：222-6.
19) 石川健太郎ほか．要介護高齢者に対する簡便な器具を用いた口腔機能向上の効果．老年歯学．2006; 21 (3)：194-201.
20) 大岡貴史ほか．日常的に行う口腔機能訓練による高齢者の口腔機能向上への効果．口腔衛生会誌．2008; 58：88-94.
21) 髙橋美砂子ほか．介護通所施設利用者における口腔機能低下予防体操の効果 (3)─6ヶ月間の介入に寄るQOL．口腔機能の変化─．Kitakanto Med J. 2010; 60：243-9.
22) 橋本由利子ほか．高齢者に対するDVDを使った口腔体操実施上の課題─「みんなのお口の体操」の実施アンケートから─．東京福祉大学・大学院紀要．2011; 2 (1)：67-73.
23) 武田雅俊．認知症知って安心！症状別対応ガイド，第2版．メディカルレビュー社，2013, 178-193
24) 安西信雄ほか．精神疾患の治療と看護．南江堂，2008, 86-103
25) 菊谷武ほか．有病者の病態別・口腔管理の実際．ヒョーロン，2011, 41-73
26) 藤島一郎．口から食べる嚥下障害Q&A，第4版．中央法規出版，2011, 54-67.
27) 藤島一郎ほか．疾患別に診る嚥下障害．医歯薬出版，2013, 380-8.
28) 菊谷武．介護予防のための口腔機能向上マニュアル．建帛社，2006.
29) 大塚彰．高齢者・障害者の「食」の援助プログラム．医歯薬出版，1995.
30) 金子芳洋ほか．摂食・嚥下リハビリテーション．医歯薬出版，1998.

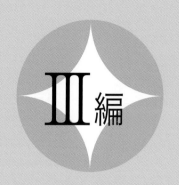

Ⅲ編

定期的な歯科検診または歯科医療を受けることが困難な者に対する歯科保健指導

1章 障害児・障害者

① 障害のある人のライフコースと歯科口腔保健

　　人の生涯と歯科口腔保健は，障害のあるなしに関わらず，乳幼児期～少年期～青年期・壮年期～中年期・高齢期と取り組まれなければならない問題である．これには無歯期～乳歯列期～混合歯列期～永久歯列期のように硬組織である歯の問題と，軟組織である歯肉・歯周組織の両面の問題もあるが，個人の歯科保健の要素だけではなく，障害の種類や重症度によって困難性は高くなり，また進行すると歯科治療がより困難となるため，一次予防や重症化予防が重要である．

　　同時に，口腔は単に硬組織と軟組織の集合体だけではなく，「食べる」「話す」「呼吸する」ように機能を果たすことによって完遂するのであって，個人の QOL に直接影響を与える．そのために，障害のある人にとっては大変重要な問題であり，2012 年に制定された歯科口腔保健推進法にて，取り組むべき主要な活動の 1 つとして，「障害者等が定期的に歯科検診を受けること等のための対策」が設けられている．

　　この基本理念は障害児・者に対しても，①歯科疾患が早期に発見されて早期治療が受けられること．②各ライフステージにおいて口腔機能と歯科疾患の特徴に応じた歯科口腔保健を推進すること．③保健，医療，社会福祉，労働衛生と教育等で連携を図りながら，総合的に歯科口腔保健を推進することである．そして，10 年が経過した 2022 年に最終評価[1] が行われた．

　　指標は，「障害者支援施設及び障害児入所施設での定期的な歯科検診実施率の増加」で，目標値は 90％であったが，現状値は 77.9％（2019 年度）であった．ベースラインが66.9％であったため，11.0％の増加であったが，今後も理念に基づいて歯科口腔保健を推進し，目標を達成すべきである．また，どのライフコースにおいても適切な地域連携が必要で，QOL の向上を図るうえでも歯科衛生士の役割は極めて大きいといえる．

② 障害児・者の口腔の特徴

1. 障害児・者によくみられる口腔疾患と特徴

　　障害児・者を対象として歯科保健指導を行うとき，ライフステージ別，障害別の口腔機能と歯科疾患の特徴，および加齢による変化について理解しておくことが大切である．

　　障害別の口腔，歯列と歯科疾患の特徴について表Ⅲ-1-1 に示す[2]．口腔機能について

表Ⅲ-1-1　ライフステージからみた障害別の口腔、歯列と歯科疾患の特徴 [2]

障害	う蝕	歯列・歯周疾患	口腔機能、その他
肢体不自由	一般にう蝕罹患率が高い エナメル質形成不全、根面う蝕が多い 歯頸部う蝕、根面う蝕と酸蝕症 嚥下障害によるう蝕と酸蝕症 う蝕治療の困難性（未処置歯が多い）	上顎前突、開咬、歯列の非対称 下顎前歯の舌側傾斜（防御緊張） 空隙歯列、歯根露出 歯肉炎、歯周炎 歯肉肥大（増殖）	食物の口内滞留、流涎 摂食・咀嚼・嚥下障害 歯の早期喪失、咬耗、摩耗、 口腔と歯の外傷（破折、脱臼） てんかんに伴う症状
知的能力障害 <知的発達症>	一般にう蝕と未処置歯が多い 治療の困難さ、口腔衛生の理解力不足 ホームケアの不徹底 食行動の問題とう蝕、酸蝕症 （偏食、過食、拒食、異食、反芻など）	不潔性歯肉炎が多い 思春期以降に歯周炎が多発・重症化 上顎前突、開咬、空隙歯列 （口唇、舌の低緊張） 口腔習癖、口腔自傷	口腔感覚の異常（過敏性） 噛まずに丸飲み（窒息の危険性） 食物の口内滞留、流涎 てんかんに伴う症状 食行動の異常
自閉スペクトラム症 <自閉性障害>	食行動の異常とう蝕、酸蝕症 （偏食、過食、拒食、異食、反芻など） 食品、飲料へのこだわりとう蝕 治療の困難さ 口腔衛生の理解力不足 ホームケア不徹底	口腔習癖に伴う歯列の変化 こだわり行動と口腔自傷 （口腔清掃の不徹底、過剰な刷掃） 歯科治療の不適応 歯肉肥大（増殖）	てんかんに伴う症状 感覚過敏（視、聴、味、触、嗅覚、平衡感覚など） （口腔の感覚過敏～触覚防衛） 歯科恐怖症 口腔衛生観念の欠如
てんかん	特異的問題はない、歯の破折とう蝕 （プラーク清掃不良、困難が多い）	増殖性歯肉炎、歯周炎 歯列不正（上顎前突、過蓋咬合、空隙歯列、開咬、萌 出遅延、鋏状咬合）、補綴処置率が低く欠損歯が多い。	歯の外傷（亀裂、破折、脱臼、歯髄壊死 歯槽骨、顎骨、軟組織の外傷 感染性の歯の脆弱性
視覚障害・聴覚障害	特異的な問題はない	特異的な問題はない	症候性の歯の脆弱性を伴うことあり
口腔形成不全（先天性） 口腔形態異常（後天性）	一般にう蝕が多発（患側に集中の傾向） エナメル質形成不全 治療の困難さ	予防・治療の困難性 歯列不正、咬合の異常（上顎前突、下顎前突、開咬、 萌出障害、鋏状咬合）	装置（補綴、矯正）に関連したう蝕 栄養法とう蝕 顎・口腔の形態異常、機能障害
内部障害	制限食・特殊栄養の歯質とう蝕への影響 服用薬と唾液分泌との関係 エナメル質形成不全とう蝕感受性	免疫機能の低下・易感染性 歯肉炎、歯周炎の多発・重症化 歯科治療の中断、放置	出血と感染（水平、垂直）のリスク 全身反応（ハイリスク） 口腔乾燥と歯頸部、根面う蝕
重症障害	歯質の脆弱性、形成不全 う蝕の検出困難性による重症化 非定型的なう蝕の症状と処置の困難性	歯肉炎、歯周炎の罹患率が高い 口腔の易感染性と清拭の困難性による粘膜疾患 てんかんに伴う症状	セルフケアは最小（介助が直に反映） 栄養方法の問題、摂食嚥下障害（経口・経管・経腸・ 静脈栄養など）、気管切開、人工呼吸
精神障害者	う蝕罹患率が高く、未処置歯が多い 摂食障害と歯の酸蝕症、摩耗症 歯頸部う蝕、根面う蝕	欠損歯が多く、補綴処置率が低い 一般に歯周罹患率が高い、未処置率が高い 口内炎、歯肉炎、口角炎、口腔カンジダ症	向精神薬の副作用による口腔乾燥 窒息による死亡率が高い（5.7/10万人） ブラキシズム、緊張性頭痛、口腔自傷
高齢障害者	隣接面う蝕、支台歯う蝕、根面う蝕 （甘味嗜好、間食摂取回数が多い、睡眠時間が長い） 服用薬物<口腔乾燥>、舌乳頭萎縮<味覚障害> 残根、歯髄変性・壊死	歯周炎、免疫機能の低下（炎症、腫瘍） 無歯顎、孤立歯、少数歯、挺出歯、歯根露出 咬合関係喪失、義歯不適合、過蓋咬合 舌苔、舌炎、てんかんに伴う症状	咬耗、歯肉退縮、多剤服用、 摂食嚥下障害、口腔カンジダ症 視、聴覚障害、認知障害、老々介護 虚弱、寝たきり老人（終末期医療）

も，障害ごとに特有の問題があったり，成長発育，加齢に伴って新たな機能障害を生じることがある．さらに障害や病気の種類，重症度によって口腔機能は大きく影響を受けること，また，障害の進行速度も異なるので年齢は同じでも，個々の歯科口腔保健の状態には大きな差のあることを認識しておく必要がある[3]．

表Ⅲ-1-1 にも示されているように，障害児・者のすべてのライフステージにみられる歯科口腔保健の問題は，歯科衛生士と歯科医師だけでは指導，対応しきれない広い範囲に及ぶものである．このことは障害児・者を対象にするとき，医療や教育，訓練や介護の介入のあり方によって，その健康格差はさらに拡大する可能性があることを意味する．それだけに歯科口腔保健においても個々のライフステージに合わせた歯科保健指導を行い，その効果が QOL に最大になって現れるよう努めなければならない．

2. 障害児・者にみられる口腔機能の障害

障害児・者では，視覚や聴覚，運動や臓器の機能，知能や精神および行動の障害に加えて，口腔機能にも障害を伴っていることが多い．これには摂食，咀嚼や嚥下，呼吸のように「生命の質」につながる口腔機能の不全と，コミュニケーションとしての音声言語や表情のように「生活の質」につながる口腔機能の不全がある．前者はライフステージの早い時期に発達し成熟する機能であるが，未発達のままでは QOL が大きく制限される．

食べる機能の障害では，摂食，咀嚼と嚥下機能の障害がある．栄養と水分をとり入れるだけなら経管栄養でも可能であるが，食の楽しみはどのライフステージにおいても口から食べてこそ QOL が保障される．障害児・者の歯科検診を行うとき，この点も評価し，それをもとに歯科保健指導を行う必要がある．

障害児・者の歯科検診，歯科保健指導や歯科治療を行うときには，以下のような問題がある．

①姿勢の保持と体位：頭頸部（首すわり）や上体と上肢の不安定性
②コミュニケーション：視覚障害，聴覚障害，言語障害，知的能力障害（知的発達症，

•• column ••

障害者差別解消法と障害者権利条約

年齢や性別，障害や居住地域等による健康格差を解消し，すべての人が健康に暮らせるようにすることは，公衆衛生にとってもっとも重要な課題である．そのために障害者基本法をはじめ障害者総合支援法，障害者差別解消法や条例で，障害者についての差別や格差をなくすよう施策がなされてきた．

我が国は 2007 年に「障害者の権利に関する条約（障害者権利条約）」（Convention on the Rights of Persons with Disabilities）に署名してから長い期間を要したが，国内法の整備が進んで本条約との間に矛盾がなくなったので，2013 年 12 月に国会で批准することが承認された．我が国は国連事務局で 140 番目の条約批准国として承認されたので，2014 年 2 月 19 日から条約が発効することになり，国際水準の障害者権利を保障する責任を負うことになった．

自閉スペクトラム症や認知症など)

③口腔感覚と口腔機能：感覚の過敏性や鈍麻，運動麻痺，失調など

④ハイリスク：呼吸不全（気管切開，人工呼吸），虚弱，循環器障害，出血性素因，感染症

⑤服用薬：薬物の副作用，相互作用

⑥感情と行動：気分障害（そう／うつ，寡動，多動），自傷／他害など

3 家族・介護者への口腔ケア指導

1. 歯科保健指導の前に必要な情報の収集と共有

　障害児・者のライフステージと歯科保健指導を考えるとき，対象とする集団あるいは個人について必要な情報を収集し，分析，検討しておくことが大切である．性別と年齢，障害の種類と重症度，家族・保護者や介護者の状況，生活の場（自宅や入所施設，病院など），就学や就業の状況，知的発達，社会性の発達，運動能力（日常生活動作能力など），性格や特技，コミュニケーションの手段，服薬の状態，などである．

　これらの情報を整理，確認し，よく理解してから歯科保健指導を行わないと，指導の効果が上がらないだけでなく，不適切な指導になったり，信頼を損なってしまいかねない危険性がある．

2. 障害の受容とラポールの形成

1) ラポールの形成

　障害児・者の歯科保健指導でもっとも大切なことは，指導を受ける対象者とその介護・介助者と指導を行う歯科衛生士との間に，ラポールを形成することである．歯科保健指導は疾患の治療とは異なり，一次予防が主体であって健康増進を目的にしている．そのため歯科衛生士は対象者と保護者・家族や介護者が，どのように障害を受容しているのかを確認して，さらに本人のライフステージだけでなく保護者・家族や介護者のライフステージも考慮し，対応しなければならない．

　図Ⅲ-1-1 に示すように，施設入所者率は知的障害者でもっとも高くて約12.1％であるが，精神障害者では約4.7％であり，両者共に身体障害者（約1.7％）に比べると高くなっている[4]．このように障害児・者とその家族・保護者はライフステージによって，生活の場が異なってくることは歯科保健指導において重要な点になる．

　歯科疾患の大半は慢性的に進行し，それ自体が生命の危機をもたらすことはほとんどないので，障害児・者とその保護者・家族や介護者に歯科保健に関する指導が受け入れられるだけの精神的，身体的ゆとりができてから開始すべきである．しかし，ときには歯や口腔の急性症状が現れることもあるので，その場合は歯科保健指導に先立って，二次予防としての特異的予防と早期発見，早期治療の必要性があるかどうかについて，歯科医師と共に評価し，計画を立てて対応しなければならない．

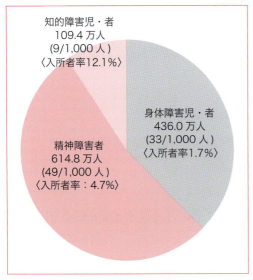

図Ⅲ-1-1　我が国の障害者数（推計）とその在宅者／施設入所者の割合[4]

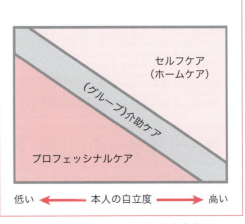

図Ⅲ-1-2　障害児・者の歯科保健自立度とセルフケア，介助ケアとプロフェッショナルケアの比率の関係

2）セルフケア，介助ケアとプロフェッショナルケア

　口腔の衛生と機能を守り育てるための歯科保健指導では，障害児・者についてもすべてのライフステージで，歯磨きをはじめ摂食と日常的な口腔のケアが自立できるようにすることが大切である．しかし運動や知能，精神機能に障害があると，「セルフケア」は十分に行えないため，保護者・家族（ホームケア）や介護者による「（グループ）介助ケア」が必要になる．加えてセルフケアと介助ケアが効率よく行えるように，歯科衛生士と歯科医師による「プロフェッショナルケア」が重要になる（図Ⅲ-1-2）．

　介助ケアとプロフェッショナルケアの比率は，障害児・者の自立度とライフステージによっても変わってくるので，歯科衛生士は歯科医師と共に口腔ケアの自立度と介助の必要度について評価，検討し，その結果，本人の自立度が低ければ介助ケアとプロフェッショナルケアの比率を大きくしなければならない．

④ 多職種や地域との取り組み

1．定期的な歯科検診

　障害児・者では口腔の機能と歯科保健上の問題が，年齢層別のライフステージに相応する定型的な変化を示さないことが多い．成長発達の限界や老化が障害のない人に比べると早期に現れたり，また急速に進行したり，あるいは成育が遅れたり，できていたことができなくなること（退行現象）もある．例えば，染色体異常でもっとも多く，また増加傾向の著しいDown症候群では，医療的ケアの進歩によって寿命は延びているが，一方で壮年期以降にみられる早期老化や退行現象が大きな問題になってきている．このような障害児・者に対しては，より短い間隔での定期検診と指導，支援が必要である．

　図Ⅲ-1-3に，障害児・者のための歯科保健と医療の体制を示す[5]．歯科検診，指導と

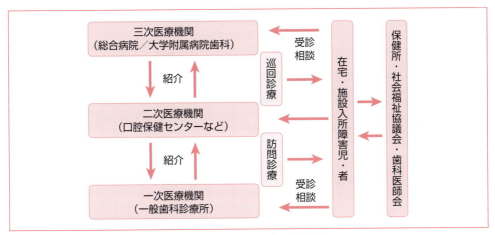

図Ⅲ-1-3　地域における障害児・者の歯科保健と医療の体制[5]

　治療は在宅者あるいは施設入所の障害児・者を対象に，一次，二次，三次の歯科医療機関で，行政，歯科医師会と歯科衛生士会のバックアップを受けながら，外来，訪問や巡回診療が行われている．

2. プロフェッショナルケア

　Down症候群における退行現象では，Alzheimer型の認知症に似た症状が早期にみられることから，通常よりも20～30年ほどライフステージを早めた歯科保健指導プログラムが必要になることがある．さらにDown症候群では両親が高齢であることも多く，歯科保健指導を行うときにも本人だけでなく保護者・家族や介護者のライフステージにも合わせた特別な配慮が求められる．すなわち暦齢よりも障害別，個人別の成長，発達と成熟，老化の速度に合わせてライフステージを設定し，対応しなければならない．

3. 摂食嚥下リハビリテーション

　社会参加の面で制限を受けることが大きい知的能力障害者では，とくに食べることを楽しみにしていることが多い．生活において，とくに「食」の重みが大きくなりがちである．それに伴って食物や飲料をとり過ぎたり，極端に偏った食品になったり，ときには拒食（節食）に陥ったりすることがある．少年期から青壮年期にかけては，いわゆる「摂食障害」として拒食や大食，反芻や異食などの問題が生じやすく，それによって口腔と歯にも特有の症状が現れる（表Ⅲ-1-1）．

　このように障害児・者を対象とする歯科保健指導では，食事指導は「生活の質」と「生命の質」の面で極めて重要である．食事に関するマナーと行動を学習することは，障害者の社会参加を促進する意味でも大切である．口腔機能の低下に伴って発生率が高くなる窒息や誤嚥事故を防ぐ指導と対策は，ライフステージの早い時期からから組み入れておくべきである．

　脳性麻痺のように姿勢と運動の発達に障害のある人では，口腔にも機能不全があって，摂食嚥下障害を抱えていることが多い．重症心身障害児・者などでは栄養管理と歯科口腔

保健は一体の問題であり，ライフステージに合わせた適切な対応は，医療と介護の専門家チームを構成する歯科衛生士に期待される任務である．

摂食嚥下リハビリテーションでもっとも大切なことは，緊張やむせによる誤嚥や窒息を起こさないように食事支援をすることである．このために，①食環境の指導，②食介助の指導，③食内容の指導を行い，安全に楽しく食事ができて，必要な栄養が確保できるよう多職種によるチームアプローチで支援する．歯科衛生士はその多職種連携・協働チームの重要な構成員である[6]．

⑤ 集団と個人，スペシャルニーズと個別化対応

1. 集団が対象の歯科保健指導と個人が対象の歯科保健指導

障害児・者の歯科口腔保健に関して，そのすべてを歯科衛生士と歯科医師だけで全うすることはできない．そのため，支援の必要な障害児・者と歯科医師・歯科衛生士との間にあって，日常的に支援，指導が行える人材を育てていくことが大切である．一人ひとりの障害児・者に固有のニーズ（基本的要件）を見極めて検討し，介助者と協力して必要な対策を講じていくことが重要になる．たんに要望（ディマンズ）に応じるだけでは，一時的満足は与えられても，根本的解決には至らないためである．

集団を対象に歯科保健指導を行うときには，その集団に「共通で特有の問題点」を明確にしておく必要がある．その問題に関して行う指導は，個々の障害児・者とその保護者・家族を対象にするときだけでなく，同様の問題を抱えている障害児・者の支援に関わっている職種の人（図Ⅲ-1-4）が指導するときにも役に立つ．それによってより多くの人に効果的な歯科保健指導が普及することになる[5]．

••••• column •••••

医療的ケア児

医療的ケア児とは，医学の進歩を背景として，NICU（新生児特定集中治療室）等に長期入院した後，引き続き人工呼吸器や胃ろう等を使用し，たんの吸引や経管栄養などの医療的ケアが日常的に必要な児童のことを指します．また，医療行為として，気管切開の管理，鼻咽頭エアウェイの管理，酸素療法，ネブライザーの管理，中心静脈カテーテルの管理，皮下注射，血糖測定，継続的な透析，導尿等が日常的に必要な児童についても同様です．

全国の医療的ケア児（在宅）は，2万人〈推計〉を超えて（2019年），増加し続けています．実際に，在宅で前述の医療行為を家族が中心に行うとなると，世帯収入が減少したり，兄妹が代わりに医療行為を行うヤングケアラーの問題もあることから，2021年に「医療的ケア児及びその家族に対する支援に関する法律」が施行されました．新たに都道府県による医療的ケア児支援センターの設置や医療的ケア児コーディネーターの配置がうたわれており，順次，センターが開設されています．医学の進歩と地域での支援体制は，医療的ケア児だけでなく，高齢者にとっても大変重要なことです．

2. 歯科保健指導から歯科診療への連携

歯科衛生士が行う歯科保健指導は，障害児・者のライフステージに合わせて歯科医師が行う診療はもとより，多職種の人と連携してスペシャルニーズのある人の口腔衛生，口腔機能およびQOLの向上を図っていくことである．このためには図Ⅲ-1-3に示すように地域で利用できる歯科医療システムを確認し，それらと連携，協働できるようにすることが大切である．

歯科衛生士は図Ⅲ-1-4のような人的資源との連携を図りながら，障害児・者を対象に口腔保健を向上させ，個人のライフステージに応じたQOLが保障されるように支援する専門職であり，重要な役割を担っている．

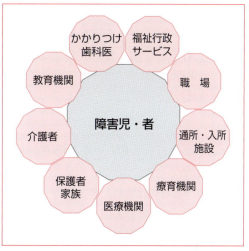

図Ⅲ-1-4　障害児・者の歯科口腔保健に関わる社会資源

● 文献 ●

1) 厚生労働省．歯科口腔保健の推進に関する基本的事項の全部改正について．https://www.mhlw.go.jp/content/001154214.pdf　2024年7月4日アクセス．
2) 森崎市治郎．障害者の齲蝕の特徴（高江洲義矩編，デンタルハイジーン別冊　ライフステージからみた齲蝕のエコロジー）．1996．124-32．
3) 森崎市治郎．障害をもつ人々の歯科口腔保健―歯科口腔保健の新たな地平―．公衆衛生情報．2012；42：41-4．
4) 内閣府．令和5年版　障害者白書．https://www8.cao.go.jp/shougai/whitepaper/r05 hakusho/zenbun/index-w.html　2024年7月4日アクセス．
5) 全国歯科衛生士教育協議会監修．歯科衛生学シリーズ　障害者歯科．医歯薬出版，2023．134-54．
6) 向井美惠．総説　小児の摂食・嚥下障害とその対応．障歯誌．2005；26：627-32．

2章　要介護高齢者

1　口腔感染の予防と口腔健康管理

　我が国の高齢化は世界に例をみない速度で進行し，令和5年版高齢社会白書[1]によると65歳以上の高齢者人口は2022年10月1日現在3,624万人で，高齢化率は29.0%といずれも過去最高となった．高齢者の増加と共に要介護高齢者人口も増加傾向にあり，2021年度の要介護（要支援）認定者は689.6万人となった[2]（図Ⅲ-2-1）．

　要介護高齢者の口腔内の状態は，健康な高齢者とは異なる特徴がみられる（表Ⅲ-2-1）．口腔機能の低下により口腔内細菌が増殖しやすく，また，ADL（Activities of Daily Living，日常生活動作）や認知機能の低下などにより口腔清掃が不十分な場合が多く，う蝕や歯周病，口腔カンジダ症などの口腔感染症に罹患しやすい．しかし，要介護高齢者のなかには自ら症状を訴えることが困難な者も多く，重症化して初めて介護者によって気づ

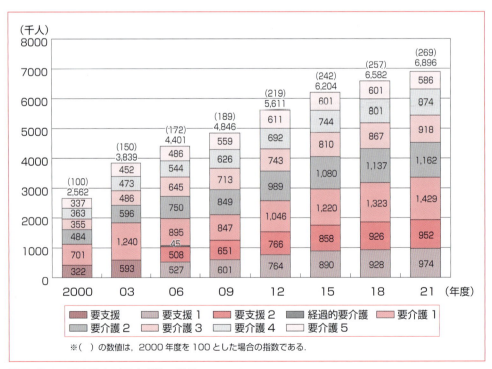

図Ⅲ-2-1　要介護度別認定者数の推移

表Ⅲ-2-1　要介護高齢者の口腔内の特徴

・進行したう蝕や歯周病に罹患しているが，未治療のままであることが多い．
・合わない義歯をそのまま使用している場合がある．
・口腔乾燥を認めることが多い．
・舌や頬の運動機能の低下，唾液分泌量の低下などにより口腔内の自浄性が低下し，舌苔や剥離
　上皮・分泌物の付着などがみられる．
・口腔清掃および義歯清掃不良，免疫機能の低下などによりカンジダ菌が増殖しやすい．

かれることもある．

　う蝕や歯周病により生じる疼痛や歯の欠損は咀嚼障害を引き起こし，また，義歯の清掃不良により生じる口腔カンジダ症は義歯性口内炎や口角炎の原因となる．このような口腔内の状態は要介護高齢者の栄養摂取に影響を及ぼし，栄養状態の低下は活動性や ADL，意欲の低下へとつながり，要介護高齢者の QOL（Quality of Life，生活の質）を低下させる．したがって，要介護高齢者の口腔状態を維持・改善するためには家族・介護者による日常的な口腔ケアと歯科衛生士による口腔衛生管理が重要となる．

1．口腔清掃

　要介護高齢者の口腔清掃においても健常者と同様に機械的清掃と化学的清掃が基本となる．口腔内細菌の多くはバイオフィルムを形成し，プラークとして歯面に強固に付着している．バイオフィルムを形成したプラークを除去するためには，歯ブラシなどによる機械的清掃が必要となる．ここでは，要介護高齢者の機械的清掃に用いられる口腔清掃用具を紹介する．

　なお，歯ブラシ等の清掃用具については，感染予防の観点から，共用してはならない．

1）機械的清掃

（1）歯ブラシ（手用歯ブラシ，電動歯ブラシなど）

　口腔内状態と ADL の状況に合わせて適切な歯ブラシを選択する．握力の弱い者には歯ブラシの柄を太くして握りやすくしたり，手指の拘縮などで通常の歯ブラシが握りにくい場合は歯ブラシの柄を曲げて握りやすくしたりするとよい．電動歯ブラシは，適切な部位に毛先をあてて数秒間保持するだけなので，細かいストロークで歯を磨くことが困難な場合に有用である．

（2）歯間ブラシ・デンタルフロス・ワンタフトブラシ（p.72 参照）

　歯ブラシの毛先が届きにくい歯間部，叢生部，欠損隣接面，臼後部などの清掃に有効で，歯間ブラシ，デンタルフロス，ワンタフトブラシなどがある．

　歯間ブラシは歯間空隙の大きさに合わせてサイズを選択する．柄の長いものや短いものがあるので，使いやすさや使用部位を考慮して選ぶ．デンタルフロスは歯間空隙の狭い部分や叢生部に適しており，初心者ではホルダーつきのほうが使いやすい．ワンタフトブラシは孤立歯や臼後部などに適している．

（3）粘膜用清掃用具（スポンジブラシ，粘膜用ブラシ，ウエットティッシュなど）（図Ⅲ
　-2-2）

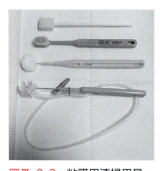 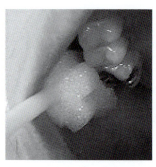 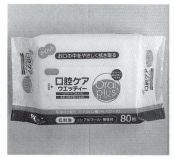

図Ⅲ-2-2　粘膜用清掃用具
スポンジブラシ，粘膜用ブラシ

図Ⅲ-2-3　スポンジブラシによる粘膜の清掃

図Ⅲ-2-4　口腔ケア用ウエットティッシュ

　要介護高齢者は口腔機能の低下により口腔内の自浄性が低下し，粘膜に剝離上皮や分泌物などが付着していることがある．また，口腔粘膜が乾燥などにより脆弱化しているため，粘膜専用の用具を用いることが望ましい．

　スポンジブラシはおもに粘膜や舌の清掃に用いる．水または洗口液に浸し，余分な水分を絞った後に粘膜に付着した汚れを拭き取る（図Ⅲ-2-3）．汚れが付着したスポンジブラシはコップに入れた水で洗い，ペーパータオルなどで水気を拭き取って，一連の作業を数回繰り返す．1度使用したものはスポンジの目の中で細菌が繁殖しやすいため，1回毎の使い捨てとする．粘膜用ブラシは通常の歯ブラシよりも毛が軟らかく密に植毛されており，粘膜の清掃に適している．ウエットティッシュは口腔清掃用に市販されているものもあり，ガーゼと同様に指に巻きつけて粘膜や舌を清拭するのに用いる（図Ⅲ-2-4）．

(4) 舌ブラシ

　要介護高齢者に多くみられる厚い舌苔の除去効率はスポンジブラシよりも舌ブラシのほうが優れている．舌の奥から手前に軽く擦るように磨く．舌が乾燥している場合は，保湿剤などで舌苔をやわらかくしてから舌ブラシを使用する．強くこすると舌乳頭を傷つける恐れがあるため，1度のケアですべての舌苔を除去しようとはせず，少しずつ除去するよう心がける．

2）化学的清掃

　歯磨剤や洗口液などの化学的清掃は機械的清掃の補助として利用されるが，セルフケアが困難な要介護高齢者では，機械的清掃の補助としての役割に加えて，口腔内の自浄性の低下を補うことを化学的清掃に期待できる．

(1) ペースト状歯磨剤

　一般的に研磨剤，発泡剤を含み，機械的清掃の補助という点ではもっとも効果が高い．しかし，研磨剤は口腔内に残留すると吸湿して口腔乾燥を助長するので，口腔機能の低下や認知症，水分誤嚥のリスクが高いケースなどで含嗽が十分にできない場合には避けたほうがよい．う蝕予防効果のあるフッ化物を含む製品が多く，唾液分泌量が低下してう蝕の発生リスクが高い要介護高齢者には有用である．

(2) ジェル状・泡状（フォーム状）歯磨剤

　研磨剤，発泡剤を含まないので十分な含嗽ができない要介護高齢者にも使いやすい．

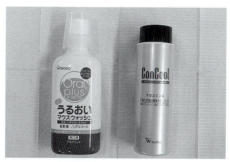
図Ⅲ-2-5　洗口液

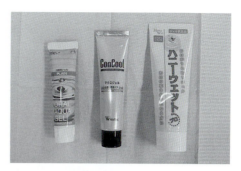
図Ⅲ-2-6　口腔湿潤剤

ペースト状歯磨剤と同様に歯ブラシに直接つけて使用するため，フッ化物を配合しているものは歯面へのフッ化物の供給に適している．

(3) 含嗽剤（医薬品）

処方箋が必要な医療用医薬品と処方箋の必要ないOTC医薬品，抗菌成分を含むものと含まないものなどさまざまな含嗽剤がある．口腔内の状態や使用目的などをよく検討し，使用にあたっては医師，歯科医師の指示を受けることが望ましい．

抗菌成分を含む含嗽剤にはポビドンヨード，ベンゼトニウム塩化物などがあるが，いずれも粘膜や創傷部位から吸収して副作用を発現する可能性があるので使用濃度を守り，漫然と長期にわたって使用することは避ける．抗菌成分を含まない含嗽剤にはアズレンがある．アズレンには抗炎症作用，創傷治癒促進作用があるため口内炎がある場合にも使いやすい．

(4) 洗口液（マウスウォッシュ）（図Ⅲ-2-5）

抗菌成分を含むなどデンタルリンスに近い組成のものが多い．デンタルリンスとの違いは，デンタルリンスが歯磨きとの併用を前提としているのに対し，洗口液は口をすすぐだけで抗菌作用や口臭予防を期待するものである．

(5) 口腔湿潤剤（図Ⅲ-2-6）

要介護高齢者は唾液分泌量の低下や口腔機能の低下などで口腔乾燥を生じやすい．乾燥した粘膜は唾液による保護・潤滑作用がなくなるため傷つきやすく，出血や義歯の不具合の原因となる．また，上皮が角化することで剝がれやすくなり，剝離上皮膜として粘膜に付着し，口腔清掃状態を悪化させる．

口腔湿潤剤は，口腔乾燥がある場合の保湿と蒸散予防に有効である．性状は液体またはジェル状で，保湿成分としてヒアルロン酸ナトリウム，グリセリン，プロピレングリコールなどが配合されている．乾燥により汚染物が固着している場合には，固着物を軟化させる目的でも使用できる．

2. 義歯の清掃

汚れた義歯は細菌繁殖の温床となる．義歯表面は使用するにつれて材料の劣化による小孔や細かい傷ができ，カンジダ菌を主体とした細菌性バイオフィルムが形成される．このバイオフィルムはデンチャープラークとよばれ，義歯性口内炎や口臭，支台歯のう蝕や歯

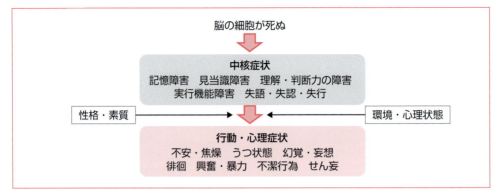

図Ⅲ-2-7　認知症の中核症状と行動・心理症状（文献3を基に作成）

肉炎の原因となり，義歯不適合による咀嚼障害のみならず要介護高齢者のQOLを著しく低下させる．

　義歯清掃も歯と同様に義歯用ブラシによる機械的清掃と義歯洗浄剤による化学的清掃が基本となる．まず，義歯用ブラシを用いて義歯表面に付着したデンチャープラークを除去した後に，義歯洗浄剤に漬け置き，義歯用ブラシでは落としきれないバイオフィルムや臭いを除去する．

　化学的清掃に用いる義歯洗浄剤は主成分により①次亜塩素酸，②過酸化物，③酵素入り過酸化物，④酵素，⑤銀系無機抗菌剤，⑥生薬，⑦酸，⑧消毒薬などに分類される．成分によっては義歯材料に影響を及ぼすものもあるため，義歯の種類によって義歯洗浄剤を使い分ける必要がある．

3．認知機能の低下と口腔清掃

　要介護高齢者では認知機能の低下により，口腔への関心が低下したり口腔清掃が困難になり口腔衛生状態が悪化することがある．認知症の症状には，すべての患者に生じ認知症の進行と共に徐々に憎悪する中核症状と，中核症状に環境要因・身体要因・心理要因などが複雑に影響して出現する行動・心理症状（BPSD：Behavior and Psychological Symptoms of Dementia）がある（図Ⅲ-2-7）[3]．これらの症状は歯科治療や口腔ケアを困難にする要因となり，口腔状態の悪化ひいては全身状態の悪化を引き起こす場合がある．

　認知症の人の口腔清掃が困難になる理由はさまざまである（表Ⅲ-2-2）．「歯磨き」ということばが理解できない場合や，歯ブラシが何をするための道具なのかがわからない場合は，「口を開けてください」と言われても何をされるのかがわからず，不安や恐怖を感じることになる．そのような状態の人の口に指や歯ブラシを入れようとすれば，開口を拒否されたり暴言や暴力で抵抗される可能性が高い．できるだけ簡単なことばを使ったり，歯ブラシで歯を磨く真似をみせて説明するなどして，安心感を与えるように努めることが大切である．顔や口は敏感な部位であるため，いきなり触ることは避け，腕や肩など口から遠い部位に触れて徐々に近づけていくと不安を与えにくい．

　開口保持が困難な場合は，開口器を使用することも有効である．要介護高齢者は歯が欠

表Ⅲ-2-2 認知症患者の口腔清掃が困難になる理由

・歯磨きを忘れる
・「歯磨き」や「うがい」のことばの意味がわからない
・「歯磨き」や「うがい」の方法がわからない
・口や顔を触られることが嫌
・何をされるかわからず不安
・自身の口腔内の状況がわからない
・口の中に痛みや不快感がある
・開口維持が困難

損したままになっていたり，破折する恐れのある歯が残っていたりする場合もあるため，口腔内の状態に応じて開口器の材質や形状を選択する.

　認知症の人は口腔内に痛みや不快症状があってもことばで訴えられないことがある. 痛いところを触られることで強い拒否につながり，その後の治療や口腔ケアがより困難になることがあるため，口腔ケアを始める前に口唇や口腔内に傷や強い炎症などが無いかを確認し，口腔内の状態に応じた清掃用具と清掃方法により愛護的なケアを心がける. また，痛みが強くなってから治療を行うことは患者や家族・介護者にとっても医療者にとっても負担が大きくなる場合が多い. したがって，う蝕や歯周病の悪化を予防し，痛みを生じる前の段階で治療を行うことができるよう，継続した口腔健康管理を行うことが大切である.

2 口腔状態とQOLとの関わり

　口腔状態の悪化は要介護高齢者の食生活，栄養摂取に影響を及ぼし，栄養状態の低下は活動性やADLの低下，意欲の低下へとつながり，要介護高齢者のQOLを低下させる.

　咀嚼機能とADLまたはQOLとの関連について，嶋﨑[4]は，残存歯数が少ない者，義歯未使用の者，義歯の修理または再製作が必要な者の身体的・精神的状態が悪化していたと報告し，吉田ら[5]は，残存歯数が少ない者ほど生活の満足感が低いと報告している. また菊谷ら[6]は，歯が維持され義歯が装着されていても舌の機能や嚥下機能が低下してきざみ食やペースト食を摂取している要介護高齢者は栄養状態が低下していると指摘している.

　一方，鈴木ら[7]は，口腔機能の低下した高齢障害者に歯科治療を行うことで口腔機能が改善し，それが食事や栄養状態を改善させ，ADLの改善をもたらし，ひいてはQOLの向上へとつながる可能性があることを示した. また米山ら[8]は，歯科衛生士による口腔衛生管理と介護者による日常的な口腔ケアの継続が要介護高齢者における誤嚥性肺炎の予防に効果的であることを示し，これにより口腔健康管理の医学的重要性が認識されるようになった. さらに君塚ら[9]は口腔衛生管理がインフルエンザ感染症の予防にも効果があることを報告している.

　以上より，口腔健康管理によって要介護高齢者の口腔状態を維持・改善させることは，栄養状態やADLを改善すると共に誤嚥性肺炎などの気道感染症を予防し，その結果，要介護高齢者のQOLの維持・向上につながると期待できる.

3 家族・介護者への口腔ケア指導

　要介護高齢者の多くは地域の施設や在宅で生活している．したがって，本人やその家族・介護者への口腔ケア指導は，そこが医療の場ではなく生活の場であることを認識し，そこで生活している本人や家族・介護者の意思や生活を尊重しつつ，口腔ケアの習慣化に向けて支援することが重要である．また，在宅や施設で生活する要介護高齢者には看護師や介護職など多くのケアスタッフが関わっており，歯科衛生士もそのチームの一員となる．要介護高齢者の口腔ケアについては，歯科衛生士が専門家として中心的な役割を担うことになるため，多職種と共通の問題意識をもち，連携して要介護高齢者の口腔ケアに取り組む姿勢が必要である．

　そのような環境で要介護高齢者の口腔ケアプランを作成する際には，口腔状態や全身状態だけでなく，介護の状況や生活サイクル，経済的な状況など生活全般について考慮し，本人や家族の協力を得るためにケアの必要性や方法などを十分説明すると共に，本人や家族の意向を反映したプランを立てることが重要である．

　口腔ケアは，要介護高齢者であっても，本人による口腔清掃が基本となる．過度な介助を控え，廃用症候群を予防するためにも口腔清掃の自立度を知っておくことは重要である．しかし，要介護高齢者は，ADLの低下により自らが行う口腔清掃では十分な清掃効果が得られないことが多く，口腔の健康を維持・向上させるためには，介護者が要介護高齢者の口腔清掃状態をチェックし，状態によっては介護者が口腔清掃を行う必要がある．

　本人，家族・介護者への口腔ケア指導では，緊急性や重要性から優先順位を決めて，生活環境や介護状況を考慮してなるべく家族や介護者の負担にならないような方法を選択する．はじめは，新しい方法を指導するよりも，これまで本人や家族が行ってきた方法を改善するような指導が望ましい．もっとも重要なことは本人や家族の意思を尊重することである．

4 多職種や地域での取り組み

1. 定期的な歯科検診

　歯科医療はこれまで外来通院患者を中心に提供され，その年齢階級別歯科受療率は，75～84歳をピークとしてその後は低下し（図Ⅲ-2-8），ニーズはあるものの歯科医療に結びついておらず口腔内の状況と受療率の乖離がみられている[11]．その背景には，高齢者の加齢による「あきらめ」として不自由を我慢してきた面や，歯科医師や歯科衛生士の要介護高齢者に対する治療の経験不足，また医科と歯科の医療連携不足，介護分野との連携不足などがあげられている[8, 9]．そのような要介護高齢者の歯科医療ニーズをとらえるために，歯科検診を行うことは非常に重要である．

　歯科検診ではう蝕や歯周病，義歯の問題はもちろんのこと，栄養摂取の状況も確認することが重要である．その際に必要となるものが，摂食嚥下に関する知識や摂食嚥下障害のスクリーニング検査（p.136参照），栄養状態の問診・評価などである（図Ⅲ-2-9）．

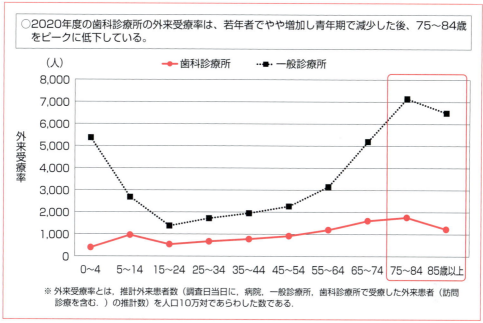

図Ⅲ-2-8 年齢階級別歯科推計患者数および受療率[10]　　　（出典：令和2年患者調査）

| ・反復唾液嚥下テスト(RSST：Repetivive Saliva Swallowing Test)
・改訂水飲みテスト(MWST：Modified Water Swallowing Test)
・フードテスト(FT：Food Test)
・咳テスト(CT：Cough Test) | ・身長
・体重
・BMI
・栄養摂取方法
・栄養評価のための身体計測
　・上腕周囲長(AC：Arm Circumference)
　・下腿周囲長(CC：Calf Circumference)
　・上腕三頭筋，皮下脂肪厚
　　(TSF：Triceps Skinfolds)
・EAT-10(イート・テン)（column参照）
・簡易栄養状態評価表(MNA(-SF)：Mini Nutritional Assesment-Short Form)
など |

図Ⅲ-2-9　摂食嚥下障害スクリーニング検査（左）と栄養状態評価のための問診や計測項目（右）

　現在，介護保険施設での定期的な歯科検診実施率の現状値が33.4％（2019年）であり，今後の目標値が50％（2033年）と掲げられている．その目標の達成には，要介護高齢者など外来受診が困難な人に，歯科訪問診療を受けることができるという情報の周知を（どうしたら受けることができるのかについても）行うことが大切である．

　また，要介護高齢者のニーズを歯科診療につなげるためにも，歯科検診を行う重要性について本人や家族，要介護高齢者を取り巻く人びとに対して啓発が必要となる．歯科医療従事者が介入することで，う蝕や歯周病の治療はもちろんのこと，口腔機能の維持・向上，摂食嚥下リハビリテーションの介入など，要介護高齢者のQOLの向上にも直結するという情報提供も重要となる．そして本人や家族にも歯科診療を受けることをあきらめさせないことが大切である．

Ⅲ編

　2016年の日本歯科医師会の調査では男女共70歳代は約9割がかかりつけ歯科医院があると回答しているが，入院前にかかりつけの歯科医院をもっていても，多くの場合，入院の間に歯科医師–患者関係が途切れてしまい，退院後の在宅療養時や施設入所時にかかりつけ医とかかりつけ歯科医との連携がとれていないために，受診につながらない場合が多い．結果的に口腔内状態が悪化し，う蝕，義歯，口腔機能低下などの対応が放置され，受診につながったときは口腔内の状況が重症化していることもしばしばみられる．

　また，ハード面で受診のハードルが上がってしまうこともある．診療所がエレベータのない2階であったり，車椅子が入れなかったり，診療所まで同行する人がいないなどである．歯科診療所では，要介護高齢者が受診した場合の車椅子からの移乗や受診のしやすさなども含めた，受け入れ態勢や対応についての研修や準備も必要である．

　そしてここに，医科歯科連携の重要性や歯科訪問診療の必要性がある．要介護高齢者の歯科ニーズは全身的状態が変化すると共に口腔内の状態，口腔機能，経口摂取の状況なども変化がみられるため，全要介護高齢者に対する定期的な口腔ケアや食支援の実施が必要となる．なお，全要介護高齢者の少なくとも50%への歯科治療，約20%に対する摂食嚥下指導等が必要と試算されている[12]．

　これまでの歯科訪問診療の実施率をみると，1カ月間の在宅医療実施歯科診療所の割合は2005年の居宅12.2%・施設10.1%から，2017年には居宅14.6%・施設15.0%と増加傾向がみられる[13]．充足率を考えると2005年には3.6%だったのが，2017年には10.6%と増加傾向であったものの，2020年には9.9%と減少に転じ，ニーズにはまだまだ追いついていないのが現状である．

　歯科訪問診療で行われる診療内容は，患者の全身状態や摂食状況により，治療のゴールには相違がみられるため，画一的な介入やゴールを設定しないことが重要である．要介護高齢者の歯科の問題には，義歯の不適合，う蝕，歯周病，口腔機能低下，摂食嚥下障害，

••• column •••

イート・テン
EAT-10

　海外で開発された10項目の質問紙式の評価法で，それぞれ0〜4点で解答する．信頼性が確保されており，合計得点が3点以上であれば何らかの問題があると判断する．

【10項目の質問】
① 飲み込みの問題が原因で，体重が減少した
② 飲み込みの問題が外食に行くための障害になっている
③ 液体を飲み込む時に，余分な努力が必要だ
④ 固形物を飲み込む時に，余分な努力が必要だ
⑤ 錠剤を飲み込む時に，余分な努力が必要だ
⑥ 飲み込むことが苦痛だ
⑦ 食べる喜びが飲み込みによって影響を受けている
⑧ 飲み込む時に食物が喉に引っかかる
⑨ 食べる時に咳が出る
⑩ 飲み込むことはストレスが多い

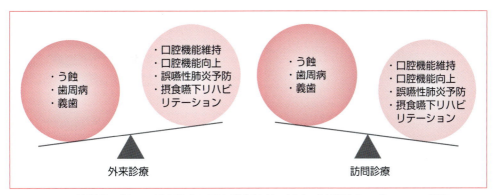

図Ⅲ-2-10 健常者に対する外来診療と要介護高齢者に対する訪問診療のバランスの相違

歯科医療職種

本人・家族
病院入院時：看護職等
介護施設等：介護職等

口腔健康管理		
口腔機能管理	口腔衛生管理	口腔ケア
項目例		項目例
う蝕処置 根管処置 歯周関連治療[*1] 口腔外科治療 補綴治療 矯正治療 種々の口腔機能に関する管理[*2] など	口腔バイオフィルム除去 歯間部清掃 口腔内洗浄 舌苔除去 歯石除去等 など	歯磨き 歯ブラシの保管 義歯の清掃・着脱・保管 食事への準備等（嚥下体操，姿勢調整） 口腔清拭 など

[*1] 歯周関連治療と口腔衛生管理には重複する行為がある．
[*2] 咀嚼訓練，摂食嚥下訓練，舌機能訓練，構音機能訓練，唾液腺マッサージ，口腔機能検査（舌圧検査，咬合圧検査，咀嚼能力検査など）などが含まれる．

図Ⅲ-2-11 口腔健康管理

口腔粘膜トラブルなどがあげられ，これらの多くは歯科訪問診療で対応することが可能だが，診療内容は外来受診の場合とは重きをおく割合が異なることが多くある（図Ⅲ-2-10）．

とくに要介護高齢者の口腔内の不具合は，食事の意欲の低下につながり低栄養をまねいたり，口腔清掃状態の悪化は誤嚥性肺炎の原因にもなる．また，摂食嚥下障害がみられることも多くあり，口腔機能向上・維持および口腔機能低下の早期の発見と対応が必要である．そして，終末期においても最後まで口から食べるための歯科的対応や口腔衛生管理は，本人や家族のQOLを向上させる（図Ⅲ-2-11）．

また，歯科診療はその日の体調なども十分考慮して診療内容を決定する必要がある．診療内容については，本人・家族はもちろんのことケアマネジャーや主治医，訪問看護師，ヘルパーなど外来診療時以上に他職種と密な連携が求められるため，歯科的な知識だけにとらわれず全身疾患や薬剤に対する基本的な知識なども求められる．

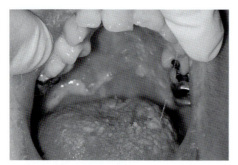

図Ⅲ-2-12　経口摂取を行っていない要介護高齢者の口腔内の状況

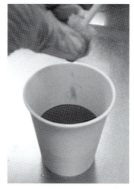

図Ⅲ-2-13　スポンジブラシが含む水分

（写真：澤島果林先生のご厚意による）

水を含ませたスポンジブラシには約3ccもの水分が含まれている。水分摂取に注意が必要な要介護高齢者には，十分に水分を絞って使用する配慮が必要である．

2. プロフェッショナルケア

　歯科衛生士が要介護高齢者と関われる業務内容は多岐にわたり，非常に密度の濃いものとなる．デイサービスやデイケアにおける口腔機能向上の支援や口腔・栄養のスクリーニング，介護職員に対する口腔衛生体制への助言や指導，介護保険施設入所者に対する口腔衛生管理や経口移行・経口維持の実施，在宅療養高齢者に対する居宅療養管理指導（歯科医師の指示に基づき，在宅療養高齢者への口腔衛生管理の実施，在宅介護者にも合わせて歯科口腔保健の知識や口腔ケア，義歯の取り扱いについての実施指導を行う）などがあげられる．誤嚥性肺炎予防や口腔機能向上・維持のための口腔衛生管理や要介護高齢者には必ず必要とされる口腔機能管理としての食支援指導も含まれる．また，経口摂取が困難である患者（図Ⅲ-2-12）にとっても，口腔からの刺激は重要であり，口腔衛生管理はQOLを大きく左右するものである．

　しかし，そのような要介護高齢者への対応は，さまざまな知識や日々の体調の変化に対する観察力を必要とする．また，手技にも細やかな配慮が不可欠である．要介護高齢者は摂食嚥下機能の低下を伴うことが多く，例えばスポンジブラシで口腔内を清拭する際も水分の取り扱いには十分な注意が必要である（図Ⅲ-2-13）．

3. 摂食嚥下リハビリテーション

　要介護高齢者をみる場合，地域の多職種で関わることは非常に重要である．しかし，とくに在宅療養中の患者に対しては，直接関わることができる職種が少ないことが多く，Trans-disciplinary team approach（相互乗り入れチームモデル，column参照）が求められる．目の前の患者が，どのようなニーズをもち，どのような職種が関わっているのかを十分把握をしたうえで対応すると，患者や家族とスムーズに関われることが多い．

　摂食嚥下リハビリテーションといっても，特別なリハビリテーションを行うことだけがすべてではない．覚醒の状況の確認や，ADLを評価する，栄養状態を評価する，車椅子への移乗の時間を長くする，座位保持の体幹安定を図るなど，摂食行為には不可欠なさまざまな条件を整えていくことも，摂食嚥下リハビリテーションである．

　在宅療養中や施設入所の要介護高齢者は低栄養状態の者が多いといわれている．予備力

の少ない高齢者が低栄養状態に陥るとさまざまな機能低下が生じるため，不活動を誘発しそれに伴う廃用症候群に陥りやすい．よって栄養摂取量や食形態の確認，摂食嚥下機能に合致した食形態の指導も重要となる．食形態の指導には，口腔内の残存歯の状況や義歯の状況と共に，舌の動きや舌苔の付着状況などにより舌の運動機能を把握し，さらには咀嚼状況を勘案して行うなど，口腔機能の評価を行うことが歯科医療従事者には求められている．

また，体内水分量と骨格筋は密接な関係にあり，骨格筋が低値な人ほど容易に脱水を起こしやすくなる．よって高齢者の脱水予防には水分の摂取方法の指導も重要となる．要介護高齢者の嚥下機能を考慮した効果的な水分摂取方法（とろみを付与する，ゼリー形態にする，経口補水液を用いるなど）の指導が重要になる．

急性期には摂食嚥下障害が重度で，経口摂取をあきらめざるをえなかった場合でも，慢性期に移行し施設や在宅で全身状態が安定した時期には，積極的な摂食嚥下リハビリテーションの訓練の介入が実施できることも多くみられる．本人や家族の希望があり，医師や歯科医師の指示のもと，間接訓練や直接訓練を介入し，経口摂取を確立することが可能な場合もあり，的確な評価指示のもとでのリハビリテーション介入が求められる．2012 年度の在宅や施設などで療養中の胃瘻患者に対する調査[14]では，胃瘻患者の 75％は何らかの経口摂取が可能であり，患者の 1/4，および患者家族の約 6 割が摂食嚥下リハビリテーションに対する意欲が非常に高かったと報告している．嚥下訓練のおもな実施者は家族（29％）に次いで，歯科医師・歯科衛生士が占める割合が 24％となっており，歯科医療従事者が現場で求められているニーズは非常に高い現状である．

4. 周術期口腔機能管理

2012 年にがん等患者の手術前後に口腔管理を行うことで手術に伴う有害事象の予防を目的に「周術期口腔機能管理」が導入された．術前は患者のもともとの口腔衛生状態に加え，手術に伴う絶飲食の指示，気管挿管や経鼻胃管の留置，術後の声帯機能の低下や安静指示等により口腔内の状態や嚥下機能は悪化しやすく，誤嚥も高率に生じやすい状況となる．

よって周術期口腔機能管理はがん等に係る全身麻酔手術の前後，放射線治療，化学療

•••• column ••••

Trans-disciplinary team approach とは

大きな病院に入院している患者の場合には，それぞれの専門職種が関わることができるが，在宅療養中の状況を想定するとそのような環境は少ない．関わり方として，"歯科医師"として，または "歯科衛生士" としてということを前提に関わるというよりも，必要だが提供されていないものを提供できるようにと考える．例えば，座り方がよくないのであればその指導，栄養摂取方法がよくないのであればその指導，肺炎を発症しかかっていたら主治医へ報告，嚥下機能低下があればその精査など，従来の専門性にとらわれずにできることを行って，関連他職種と情報交換を行うようにする．

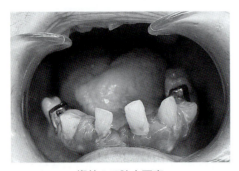

図Ⅲ-2-14　術前の口腔内写真
歯肉腫脹，歯石，プラークの付着，根尖病巣を認める．

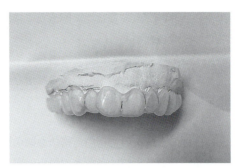

図Ⅲ-2-15　模型とマウスピース

法，緩和ケアの前後や期間中において，歯科が誤嚥性肺炎の予防や治療に伴う有害事象の予防，原疾患に対する治療の完遂，患者のQOL維持向上などを主な目的として歯科感染巣の治療や専門的口腔衛生処置等（図Ⅲ-2-14）を実施，もしくは本人や看護師に対して口腔衛生指導等を行うものである．また，挿管時・人工呼吸管理中には口腔・歯の損傷のリスクもあり，術前にマウスピース（図Ⅲ-2-15）を作製し，手術時や術後に歯の保護のため装着することもある．

　誤嚥性肺炎等の術後合併症が発症すると，医療費の増大，入院期間の延長，それに伴う要介護状態への足がかりとなる．また，放射線治療や化学療法，緩和ケアにおける合併症は患者のQOLの低下などをもたらすものであり，医科歯科連携において重要なテーマである．

5. 終末期への対応

　「人生の最終段階における医療・ケアに関する意識調査」では，最期を迎える場所として「自宅」と回答する者は多く，がんや認知症といった疾患や症状の程度により希望はさまざまであるが，「住み慣れた場所で最期まで自分らしく，家族等との最期の時間を過ごしたい」という希望が多かった[15]．歯科医療でも在宅や施設で「人生の最終段階」に対応しながら，医療・ケアを提供する必要性は高まっており，一人ひとりの「最期まで自分らしく」を支援する方法を検討しなくてはならない[16]．

　終末期の歯科医療で多く関わる課題としては，口腔衛生管理と摂食嚥下障害への対応があげられる．がん患者では口腔乾燥，アルツハイマー型認知症患者では口腔ケアの拒否が生じるなど口腔環境が不良になることが報告され，終末期での口腔衛生管理の重要性が示されている[17, 18]．また摂食嚥下障害の病態は疾患ごとに異なるが，最期まで食べることを支える視点から歯科医療を提供することができる．その際，認知症で食べ物が認識できずに食事が進まない先行期障害や，神経変性疾患等で嚥下反射遅延など咽頭期障害がある場合など疾患や身体機能等により異なるため，多角的なアプローチが必要となる．

　一方で，食べることは，栄養管理だけでなくQOLの維持向上の視点からも重要となるだろう．終末期患者への歯科医療の参加により，食の楽しみからのQOL向上に効果があったとされる症例を以下に示す．

緩和ケア病棟で疼痛緩和のため入院中であった終末期患者に対し，食思不振で経口摂取していなかったが，「入れ歯が合わない」との依頼をうけ，義歯の調整・管理を行った．その後，同席の家族から以下の話を聞いた．孫が面会時にドーナツを食べていたところをみて，自らも「何か食べたい」という希望が出て，おにぎりをスプーン2杯ぐらいだけ食べ，「明日は明太子のおにぎりにしたい」と話していた[19]．

栄養量の確保としての経口摂取自体が肺炎のリスクの上昇や身体的・精神的負担になることもあるため，近年では Comfort Feeding Only（CFO）の考え方が注目を集めている[20]．CFO は，認知症の終末期の患者に対して本人にとって心地よい環境をつくりつつ，食べる楽しみを目的に支援するという考え方であり，さまざまな疾患の終末期患者でも同様の考えが広まっている．歯科医療従事者としても，栄養確保の視点ではなく，食べる楽しみを支援するため，食の好みや習慣，家族とのつながりや文化，社会的背景といった点も意識した支援を検討することは重要である．また，さまざまな医療・福祉の専門職と家族，本人との対話を繰り返し行い，人生の最終段階での必要となる歯科医療を決定していく必要性がある．

そうした決定プロセスで重要になる考え方が Advance Care Planning（ACP）である．我が国では，「将来の変化に備え，将来の医療・ケアについて，本人を主体に，その家族等及び医療・ケアチームが繰り返し話し合いを行い，本人の意思決定を支援するプロセスのこと」として，厚生労働省では「人生会議」の愛称で普及啓発を行っている[21, 22]．人生の最終段階での歯科医療の提供としても，患者，家族，多職種と協働し，繰り返し検討し続け，必要とされる歯科医療を実施していくことが必要となる．

先に示した症例のように，終末期患者では経口摂取量が低下し，食の楽しみが減ることも多い．しかし，家族と一緒の時間だけ一緒の食事を少し楽しむことや，好きなお酒や飲み物などを少量口に含むことなどが行えるように，口腔環境を整える支援をすることは「人生の最終段階での歯科医療」を実施するうえで重要である．

❖文献❖

1) 内閣府. 令和5年版高齢社会白書.
2) 厚生労働省. 令和3年度介護保険事業状況報告（年報）.
3) 厚生労働省. 政策レポート　認知症を理解する　https://www.mhlw.go.ip/seisaku/19.html1　2024年7月5日アクセス.
4) 嶋﨑義浩. 歯および義歯の状態が全身の健康に及ぼす影響に関する施設入居高齢者の追跡研究. 九州歯会誌. 1996; 50（1）：183-206.
5) 吉田光由ほか. 歯の欠損が高齢者の生活の満足感に及ぼす影響について―広島県呉市在住高齢者に対するアンケート調査より―. 老年歯医. 1997; 11（3）：174-180.
6) 菊谷武ほか. 要介護高齢者の栄養摂取状況と口腔機能，身体・精神機能との関連について. 老年歯医. 2003; 18:10-16.
7) 鈴木美保ほか. 高齢障害者の ADL に対する歯科治療の効果. リハ医学. 2003; 40: 57-67.
8) 米山武義ほか. 要介護高齢者に対する口腔衛生の誤嚥性肺炎予防効果に関する研究. 日歯医学会誌. 2001; 20：58-68.
9) 君塚隆太ほか. 高齢者口腔ケアは，誤嚥性肺炎・インフルエンザ予防に繋がる. 日歯医学会誌. 2007; 26: 57-61.
10) 厚生労働省. 令和2年患者調査.
11) 平野浩彦ほか：フレイルおよび認知症と口腔健康の関係に焦点化した人生100年時代を見据えた歯科治療指針作成

に関する研究．日歯医学会誌．41：27-31，2022.

12）深井穫博．わが国の要介護高齢者の歯科医療ニーズと在宅歯科医療推進の短期的目標．ヘルスサイエンス・ヘルスケア．2007; 7（2）：88-107.

13）厚生労働省保険局医療課．令和2年度診療報酬改定の概要．令和2年3月5日版．中医協 総−3元．4.24.

14）近藤和泉ほか．在宅療養中の胃瘻患者に対する摂食・嚥下リハビリテーションに関する総合的研究．2012（平成24）年度厚生労働科学研究費補助金長寿科学総合研究事業総括・分担研究報告書.

15）厚生労働省．令和4年度　人生の最終段階における医療・ケアに関する意識調査．2023年12月．https://www.mhlw.go.jp/toukei/list/dl/saisyuiryo_a_r04.pdf

16）水口俊介ほか．高齢期における人生の最終段階の歯科医療に関する行動指針．老年歯医．2024; 39: s1-2.

17）Furuya J et al. Factors affecting the oral health of inpatients with advanced cancer in palliative care. Support Care Cancer 2022; 30（2）: 1463-71.

18）Shirobe M et al. Association between Dementia Severity and Oral Hygiene Management Issues in Older Adults with Alzheimer's Disease: A Cross-Sectional Study. Int J Environ Res Public Health. 2023; 20（5）: 3841.

19）松原ちあきほか．緩和ケア病棟入院患者に対する義歯管理によって食のQOLが改善された2症例．第13回日本歯科衛生学会，2018年9月15日.

20）Palecek, Eric J et al. Comfort feeding only: a proposal to bring clarity to decision-making regarding difficulty with eating for persons with advanced dementia. J Am Geriatr Soc. 2010; 58（3）: 580-4.

21）厚生労働省．人生の最終段階における医療・ケアの決定プロセスに関するガイドライン解説編．2018年．https://www.mhlw.go.jp/file/06-Seisakujouhou-10800000-Iseikyoku/0000197722.pdf　2024年7月5日アクセス.

22）日本医師会．人生の最終段階における医療・ケアに関するガイドライン．2020年．https://www.med.or.jp/dl-med/doctor/r0205_acp_guideline.pdf　2024年7月5日アクセス.

23）厚生労働省．e−ヘルスネット．http://www.e-healthnet.mhlw.go.jp/information/teeth/h-08-002.html　2024年7月5日アクセス.

24）植松宏ほか．高齢者歯科ガイドブック．医歯薬出版，2003．331-50.

25）日本口腔ケア学会学術委員会．口腔ケアガイド．文光堂，2012．20-6.

26）村田比呂司ほか．義歯ケア用品Q&A．デンタルハイジーン．2010; 39（6）: 589-93.

27）菊谷武．低栄養に歯科はどうかかわるか？　歯界展望．2004; 104（2）: 367-74.

28）園田茂ほか．口腔ケアと全身機能．歯界展望．2006; 107（3）: 603-6.

29）平野浩彦ほか．認知症の人のお口の支援実践ハンドブック．令和4年度老人保健事業推進費等補助金（老人保健健康増進等事業分）認知症の状況に応じた高齢者の継続的な口腔機能管理に関する調査研究事業　認知症の人の口を支えるマニュアル．地方独立行政法人東京都健康長寿医療センター，2023.

終章 歯科口腔保健を推進するための社会的環境の整備と歯科衛生士との関わり

❶ 個人の歯科口腔保健を支える組織的な予防活動

　歯科疾患を予防し，生涯にわたる歯・口腔の健康を維持・増進するには，日常的に行う歯口清掃等といった個人が行う予防活動（セルフケア），フッ化物塗布や歯周病管理等といった歯科専門職が行う予防活動（プロフェッショナルケア），さらには，セルフケアやプロフェッショナルケアを支える組織的な予防活動（コミュニティケア）が存在する．

　私たちは，「個」としての人間であると共に，地方公共団体（都道府県や市区町村）の住民，あるいは学校や職場といった社会集団で暮らす社会的存在でもある．私たちを取り巻く組織的な予防活動は，対象者の年齢層（ライフステージ），あるいは所属する社会集団によって異なる．表1は，代表的な組織的な予防活動である「歯科健診（検診）」について，対象者のライフステージ別に，その根拠法と共に示した．切れ目ない歯科健診（検診）体制が確立されていることが理解できる．

　近年，個人が意識的に行う予防活動によらず，知らず知らずのうちに「自然に健康になれる環境づくり」が提唱されており，2024年度から開始される新しい国民健康づくり運動「健康日本21（第三次）」の基本的方向にも掲げられている．歯科口腔保健を推進するための代表的な取り組みとして，保育園・幼稚園，小学校，あるいは中学校におけるフッ化物洗口があげられる．フッ化物洗口は，学校全体での組織的な予防活動であり，社会・経済要因に起因する健康格差の解消に役立つ，極めて簡便で，かつエビデンスが高い予防事業である[2]．しかしながら，歯科保健課調べ[3]によると，全国のフッ化物洗口を実施している施設数の割合は，小学校で25.1%，中学校で10.9%にとどまっている．また，都道府県間における実施率には，大きな格差がみられている（図1）．

❷ 歯科口腔保健の推進に関する基本的事項（第二次）における社会環境の整備

　2011年に公布された「歯科口腔保健の推進に関する法律」に基づく「歯科口腔保健の推進に関する基本的事項（第二次）」（歯・口腔の健康づくりプラン）が2023年に全面的改正された．歯・口腔の健康づくりプランを推進するための説明資料[4]によると，「歯科口腔保健の推進のための社会環境の整備」では，個人の予防活動を支援する関係者として「家庭，行政（保健所，市町村保健センター，口腔保健支援センター，教育委員会等を含

表1　現行の歯科健診（検診）の体制

	健診（検診）	根拠法	実施主体	対象年齢（対象者）	
乳幼児	乳幼児歯科健診	母子保健法	市町村	1歳6か月，3歳	義務
児童・生徒等	学校歯科健診	学校保健安全法	学校 ※学校とは，幼稚園，小学校，中学校，義務教育学校，高等学校，中等教育学校，特別支援学校，大学及び高等専門学校 ※保育所等の児童福祉施設は，児童福祉法に基づき，学校保健安全法に準じた健診を行う	毎年実施	義務（大学を除く）
～74歳	歯周疾患検診	健康増進法	市町村	20, 30, 40, 50, 60, 70歳	
				「歯周病検診マニュアル2023」を参考に実施	
	労働安全衛生法に基づく歯科特殊健診	労働安全衛生法	事業者	塩酸・硫酸・硝酸等を取り扱う労働者	義務
75歳以上	後期高齢者医療の被保険者に対する歯科健診	高齢者の医療の確保に関する法律	後期高齢者医療広域連合	後期高齢者医療制度事業補助金の補助メニュー「後期高齢者を対象とした歯科健診マニュアル」（2018年10月策定）を参考に実施	

（文献1を基に作成）

む），保育所，認定こども園，学校，職場，事業者，医療機関（歯科の標榜の有無に関わらず全ての病院及び診療所を含む），医療保険者，障害者支援施設，障害児入所施設，介護保険施設及びその関係者等」多様な団体・組織があげられている．組織的な予防活動を推進するには，これら関係者と有機的連携を図りながら，社会環境を整備することが重要である．

　複数の都道府県や市区町村では，歯科口腔保健の推進に関する条例を独自に策定しており，社会環境の整備等を含む歯科口腔保健の推進に関する基本的理念が定められている．歯科保健課調べによると，2021年，同条例を設置している自治体は，東京都を除く46自治体であると報告されている．また，2024年からスタートする「歯・口腔の健康づくりプラン」では，「歯科口腔保健の推進に関する条例を制定している保健所設置市・特別区の割合」を指標として設定しており，2033年の最終評価時には目標値60%としている．地方公共団体が行う組織的な予防活動の普及状況を図る重要な指標として注目される．

　組織的な予防活動は，根拠法に基づく歯科健診（検診）や条令に基づく活動だけではなく，地域住民による「8020運動推進員」等と称した自主的な支援・推進団体の活動，あるいは健康経営の視点から歯科口腔保健活動を推進する企業等，法的根拠に基づかない活動も多く存在する．地域で活躍する歯科専門職は，地域で展開されている公的・私的な歯科保健活動の状況を把握し，連携・調整を図ることが求められている．

　「歯・口腔の健康づくりプラン」では，2023年に終了した「歯科口腔保健の推進に関

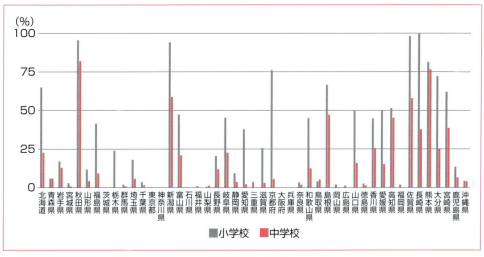

図1 各都道府県におけるフッ化物洗口の実施施設の割合
(歯科保健課調べ（2021年3月時点集計）から作図)

する基本的事項（第一次）」と比較して，歯科口腔保健の推進のための社会環境の整備に関して，3つの事項を含む，重層的な計画づくりを目指している（p.6，序章の図3参照）．

1. 誰一人取り残さないユニバーサルな歯科口腔保健を実現するための基盤の整備

　SDGs「Sustainable Development Goals（持続可能な開発目標）」には，目標3「すべての人に健康と福祉を」が掲げられており，当該目標の達成には，「すべての人が適切な健康増進・予防・治療・リハビリに関するサービスを支払い可能な費用で受けられる」すなわちUHC（Universal Health Coverage）の達成が必要不可欠とされている．

　「歯・口腔の健康づくりプラン」では，障がい者や要介護高齢者に関する指標として，「定期的な歯科検診又は歯科医療を受けることが困難な者に対する歯科口腔保健の推進」が掲げられており，①「障害者・障害者が利用する施設での過去1年間の歯科検診実施率」および②「要介護高齢者が利用する施設での過去1年間の歯科検診実施率」の2つの指標が設定され，誰一人取り残さないユニバーサル（すべての人々が，必要な歯科口腔保健サービスを享受できる）な基盤整備づくりを目指している．

　また在宅にて医療的ケアが必要な小児に対しては，「小児在宅患者訪問口腔リハビリテーション指導管理料」が設けられる等，医療的ケア児への支援体制も進みつつある．その一方，在日外国人は現在300万人と報告されているが，言語や習慣の違いから，歯科口腔保健を十分に受けることが困難な状況も予想されている．「誰一人取り残さない」社会を目指して，包括的な社会的基盤の確立が期待されている．

2. 歯科口腔保健を通じた医療への橋渡し

　成人期，壮年期，および高齢期に対する組織的な予防活動として，健康増進法による歯周疾患検診，および高齢者医療確保法による後期高齢者医療の被保険者を対象とした歯科

健診があることは説明した（表1）．これらの歯科健診（検診），および歯科保健指導を通じて，歯科治療が必要な者を歯科医療機関へ着実につなげるための取り組みが必要である．また，後期高齢者を対象とした歯科健診では，加齢に伴う口腔機能の衰え（オーラルフレイル）を早期に発見し，早期に対応することは，フレイル予防につながることから，歯科医療機関，あるいは地方自治体が実施する介護予防事業へとつなげる取り組みが必要となる．

口腔疾患予防対策には，医科疾患とくに非感染性疾患（NCDs）との共通のリスク（食生活，ストレス，喫煙，アルコール摂取等）に着目した「共通リスク要因アプローチ」が効果的である．例えば，喫煙は，歯周病のリスク要因であると共に，循環器疾患のリスク要因でもあるため，循環器疾患予防対策の一環として，口腔疾患予防を位置づけ，多職種連携を図りながら，総合的な取り組みを展開することで，単独の口腔疾患予防対策と比較して高い費用対効果が期待できる．近年，糖尿病性腎症重症化予防対策の一環として歯周病予防対策を位置づけるなど，医療サービスと連携した取り組みの展開が報告されている．

かかりつけ歯科医の普及を推進するには，シームレスな口腔管理体制が必要である．例えば，先天的な障害を有する在宅小児，病院入院患者，あるいは在宅／施設における要介護高齢者への口腔管理は，1. で説明したように誰一人取り残さないユニバーサルな社会環境基盤としては不可欠であると共に，医療との緊密な連携体制の構築が必要不可欠である．

3. 様々なサービス等との有機的な連携

私たちを取り巻く健康管理体制は，ライフステージごとに関係する法律が定められており，担当する部署も異なっている（表1）．しかしながら，健康増進法に基づく健康増進計画，および「歯・口腔の健康づくりプラン」に基づく歯科口腔保健計画では，関連部局や団体・組織との有機的な連携が必要とされる．「歯・口腔の健康づくりプラン」では，さまざまなサービスや関連団体・組織との有機的な連携を評価する指標として，以下のような指標を掲げ，2033年の最終評価に向けて，取り組みが推進されている．

第5. 歯科口腔保健を推進するために必要な社会環境の整備
　一　地方公共団体における歯科口腔保健の推進体制の整備
　　①歯科口腔保健の推進に関する条例を制定している保健所設置市・特別区の割合
　　②歯科口腔保健に関する事業の効果検証を実施している市町村の割合
　二　歯科検診の受診の機会及び歯科検診の実施体制等の推進
　　①過去1年間に歯科検診を受診した者の割合
　　②法令で定められている歯科検診を除く歯科検診を実施している市町村の割合
　三　歯科口腔保健の推進等のために必要な地方公共団体の取組の推進
　　①15歳未満でフッ化物応用の経験がある者

終章　歯科口腔保健を推進するための社会的環境の整備と歯科衛生士との関わり

③ 地域歯科保健活動における歯科衛生士の役割

　基本的事項（第二次）[4] では，第6章「歯科口腔保健を担う人材の確保・育成に関する事項」を設け，国および地方公共団体においては，歯科専門職および歯科口腔保健を担当する職員の確保と資質の向上に努めることが明記された．

　地域歯科保健活動を担う歯科衛生士は，「歯科口腔保健に関して，国民に対する正しい知識の普及啓発，科学的根拠に基づいた課題の抽出，施策立案及びPDCAサイクルに沿った取組の実施等を適切に実施できる人材の育成に努める」とあるように，PDCAサイクルを活用し，エビデンスに基づいた歯科口腔保健に関する政策立案能力が求められている．また，「歯科口腔保健が円滑かつ適切に実施できるよう，関係団体・関係機関等との調整，歯科口腔保健の計画・施策への参画及び確保等に努める．なお，歯科専門職は，地域の公衆衛生を担う観点から，歯科口腔保健のみならず，他領域との連携をマネジメントする能力を習得するように努める」とされており，地域歯科保健活動を担う歯科衛生士には，政策立案能力に加え，地域の多様な団体・組織とのコミュニケーション能力・マネジメント能力の習得が求められている．

❖文献❖

1）広報誌『厚生労働』2022年6月号．日本医療企画．https://www.mhlw.go.jp/stf/houdou_kouhou/kouhou_shuppan/magazine/202206_00001.html　2024年6月20日アクセス．
2）「フッ化物洗口の推進に関する基本的な考え方」について．厚生労働省．https://www.mhlw.go.jp/content/001037972.pdf　2024年6月20日アクセス．
3）各都道府県におけるフッ化物洗口の実施状況について（平成30年度）．厚生労働省．https://www.mhlw.go.jp/content/000711481.pdf　2024年6月20日アクセス．
4）歯科口腔保健の推進に関する基本的事項の全部改正について．厚生労働省．https://www.mhlw.go.jp/content/001154214.pdf　2024年6月20日アクセス．

索　引

数字・欧文

1歳6か月児歯科健康診査　27
3歳児歯科健康診査　27
5つのA　86
5つのR　86
8020運動　9
ACP　163
BPSD　100, 154
Broca失語　129
CFO　163
CO（シーオー）　32
CO（要相談）　32
CPP-ACP　80
CT　137
EAT-10　158
FT　136
GO　33
G（ジー）　33
MCI　99
MWST　136
NCD　84
O1型　27
O2型　27
OF-5　96
PDCAサイクル　5
pH5.5　31
POs-Ca　79
Riga-Fede病　14
RSST　136
TDS　89
tooth wear　96
Trans-disciplinary team approach
　　161
UHC　167
Wernicke失語　129
WHO簡易歯科禁煙支援　86

あ

アルツハイマー型認知症　130
異常嚥下癖　111
胃食道逆流の予防　134
医療的ケア児　148
飲酒　59
ウェルニッケ失語　129
う窩　31
う蝕（中年期・高齢期の）　94
う蝕予防　26, 44
うつ病　131
永久歯の萌出時期　30
栄養バランス　37
エストロゲン　54
エナメル質　31
エナメル質の成熟　31
応用行動分析　109
オーラルフレイル　96
音波歯ブラシ　72

か

開口訓練　136
介護予防　125
介助ケア　146
改訂水飲みテスト　136
化学的清掃　152
顎関節部の異常　34
カスタムタイプ　37
仮性口臭　34
学校給食　37
加熱式たばこ　88
カフェイン　58
カルシウム　57
間食　38
完全陥入　35
完全脱臼　20, 35
含嗽剤　153

陥入　35
顔面神経麻痺　127
機械的清掃　151
義歯洗浄剤　154
義歯の清掃　153
キシリトール　57, 79
喫煙　59, 84
虐待　27
臼歯の磨き方　41
吸指癖　108
吸唇癖　109
吸啜　21
吸啜窩　14
共通リスク要因アプローチ　168
禁煙支援　84
禁煙治療　88
軽度認知機能障害　99
健康格差の縮小　6
健康日本21（第三次）　11
原始反射　15
交換期　39
口腔がん　98
口腔カンジダ症　98, 103
口腔乾燥症　98, 101
口腔機能向上　125
口腔機能低下症　96
口腔機能発達不全症　118
口腔機能リハビリテーション　126
口腔ケア指導　156
口腔健康管理　159
口腔湿潤剤　153
口腔習癖　108
口腔清掃（妊産婦期の）　59
口腔清掃（要介護高齢者の）　151
口腔清掃用具　68
口腔潜在的悪性疾患　98
口腔体操　102
口腔保湿剤　103

咬合判定　34
口呼吸　112
高次脳機能障害　129
口臭　33
口臭恐怖症　34
口唇食べ期　21
咬唇癖　109
咬爪癖　110
高速運動電動歯ブラシ　72
咬耗　96
高齢期　92, 122
誤嚥　133
誤嚥性肺炎　133
コモンリスクファクターアプローチ
　　84
混合歯列　29
根面う蝕　94

さ

再結晶化　31
再石灰化　31
サルコペニア　100
三叉神経麻痺　127
酸蝕　96
歯科健診（検診）の体制　166
歯科口腔保健の推進に関する基本的事
　　項（第一次）　3
歯科口腔保健の推進に関する基本的事
　　項（第二次）　5
歯科口腔保健の推進に関する法律　1
歯科口腔保健法　1
歯科訪問診療　158
歯間清掃用具　73
歯冠破折　35
歯間ブラシ　75
歯垢染色剤　43
歯根破折　35
歯周炎（妊婦の）　55

歯周炎のグレード分類　66
歯周炎の新分類　65
歯周炎のステージ分類　66
歯周疾患検診　67
歯周病　32, 48
歯周病（中年期・高齢期の）　95
歯周病のリスクファクター　64
思春期性歯肉炎　32
自助ブラシ　103
歯石　33
失語　129
失行　129
失認　129
歯肉炎　33, 48, 53, 65
歯磨剤　42, 152
社会環境の整備　165
シャキアエクササイズ　136
周術期口腔機能管理　161
終末期　162
受動喫煙を避ける支援　86
障害児　142
障害者　142
障害者権利条約　144
障害者差別解消法　144
消化機能の低下　105
小窩裂溝塡塞　26, 48
少年期　29, 108, 117
初期脱灰　32
食育支援　116
食事支援（中年期・高齢期の）　138
食事指導　37, 103
女性ホルモン　54
歯列不正　34, 49
新型たばこ　88
人生会議　163
真性口臭　34
身体機能の低下　105
ストレッチ　126

スポンジブラシ　152
生活習慣病　63, 94
青年期　62
生理的口臭　34
生理的歯間空隙　16
咳テスト　137
舌咽・迷走神経麻痺　127
舌下神経麻痺　128
摂食嚥下障害　114
摂食嚥下リハビリテーション
　　147, 160
摂食機能障害　114
摂食障害　39
舌清掃　77
舌食べ期　22
舌突出癖　112
舌背挙上訓練　135
舌ブラシ　77, 152
セルフケア　68, 101
洗口液　79, 153
前歯の磨き方　42
先天歯　14
壮年期　62
咀嚼　21, 39
咀嚼機能　122

た

胎児発育　57
唾液腺マッサージ　102
多職種連携　124
脱灰　31
脱臼　20, 35
脱水　102
地域歯科保健活動　169
中核症状　99, 154
中年期　92, 122
超音波歯ブラシ　72
朝食の欠食　38, 63

つわり　56
低栄養　105
低体重児出産　55
手づかみ食べ　22
デンタルガム　79
デンタルネグレクト　27
デンタルフロス　42, 73
デンチャープラーク　153
電動ブラシ　72
糖尿病　63
頭部挙上訓練　136
ドライマウス　98

な

ニコチン依存症スクリーニングテスト　89
二次う蝕　95
乳歯う蝕　18
乳児期の歯列の成長　15
乳歯の萌出時期　16
乳歯萌出期　15
乳歯列完成期　16
乳幼児期　14, 108, 117
妊産婦期　53
妊娠悪阻　56
妊娠関連歯肉炎　53
妊娠性エプーリス　56
認知症　99, 130, 154
認知症基本法　100
寝かせ磨き　24
粘膜用清掃用具　152
脳血管性認知症　130
脳卒中　127

は

ハイドロキシアパタイト　31
歯ぎしり　113
歯ぐき食べ期　22
歯・口腔の健康づくりプラン　1, 165
発育空隙　17
歯の外傷　35
歯の破折　96
歯ブラシ　68
歯ブラシの部位　40
歯磨き指導　40
半側空間無視　129
反復唾液嚥下テスト　136
非感染性疾患　84
ビタミンA　58
ビタミンD　58
肥満　38, 63
病的口臭　34
フィッシャーシーラント　26, 48
フードテスト　136
不完全脱臼　20, 35
不顕性誤嚥　132
不正咬合　49
フッ化物イオン　31
フッ化物応用　26, 45, 101
フッ化物歯面塗布　47
フッ化物洗口　45
フッ化物配合歯磨剤　45, 78
部分陥入　35
プラーク性歯肉炎　32
ブラキシズム　113
ブラッシング圧　81
ブラッシング指導　40
フレイル　100
ブローカ失語　129
プロゲステロン　54

プロフェッショナルケア　60, 147, 160
萌出性歯肉炎　19
保存液　36
母体栄養　57
哺乳期　20

ま

マウスガード　36
マウスフォームドタイプ　37
麻痺　127
摩耗　96
味覚の低下　105
無歯期　14
メタボリックシンドローム　63, 100
メンデルソン症候群　133

や

ヤングケアラー　148
ユニバーサルな基盤整備　167
要介護高齢者　150

ら

ライフコースアプローチ　6
離乳　21
離乳開始　21
離乳完了　23
離乳食の進め方　116
臨界pH　31
霊長空隙　16
レチノール　58
ロジックモデル　7

わ

ワンタフトブラシ　72

173

【編者略歴】

小方賴昌（おがた よりまさ）
- 1984年　日本大学松戸歯学部卒業
- 1988年　東京医科歯科大学大学院歯学研究科修了
- 2001年　日本大学松戸歯学部歯周病学講座教授
- 2005年　日本大学松戸歯学部歯周治療学講座教授

三浦宏子（みうら ひろこ）
- 1995年　北海道医療大学歯学部口腔衛生学講座講師
- 1997年　東京大学大学院医学系研究科国際保健学専攻講師
- 2000年　九州保健福祉大学保健科学部教授
- 2008年　国立保健医療科学院口腔保健部長
- 2014年　国立保健医療科学院国際協力研究部長
- 2020年　北海道医療大学歯学部保健衛生学分野教授

吉田直美（よしだ なおみ）
- 2003年　東京医科歯科大学大学院歯学研究科歯科医療行動科学分野博士課程修了
- 2009年　千葉県立保健医療大学保健医療学部歯科衛生学科教授
- 2015年　日本歯科衛生学会会長（〜2021年）
- 2017年　東京医科歯科大学大学院口腔健康教育学分野教授
- 2021年　公益社団法人日本歯科衛生士会会長（代表理事）
- 2024年　東京科学大学大学院口腔健康教育学分野教授

新歯科保健指導ハンドブック
ライフコースに沿った
歯・口腔の健康づくりの展開にむけて　ISBN978-4-263-42329-5

2024年10月25日　第1版第1刷発行

監　修　公益社団法人
　　　　日本歯科衛生士会
発行者　白　石　泰　夫
発行所　医歯薬出版株式会社

〒113-8612　東京都文京区本駒込1-7-10
TEL.（03）5395-7638（編集）・7630（販売）
FAX.（03）5395-7639（編集）・7633（販売）
https://www.ishiyaku.co.jp/
郵便振替番号　00190-5-13816

乱丁，落丁の際はお取り替えいたします　　印刷・あづま堂印刷／製本・皆川製本所

© Ishiyaku Publishers, Inc., 2024. Printed in Japan

本書の複製権・翻訳権・翻案権・上映権・譲渡権・貸与権・公衆送信権（送信可能化権を含む）・口述権は，医歯薬出版（株）が保有します．
本書を無断で複製する行為（コピー，スキャン，デジタルデータ化など）は，「私的使用のための複製」などの著作権法上の限られた例外を除き禁じられています．また私的使用に該当する場合であっても，請負業者等の第三者に依頼し上記の行為を行うことは違法となります．

JCOPY ＜出版者著作権管理機構　委託出版物＞
本書をコピーやスキャン等により複製される場合は，そのつど事前に出版者著作権管理機構（電話 03-5244-5088, FAX 03-5244-5089, e-mail:info@jcopy.or.jp）の許諾を得てください．